Die Molkenkur

Ludwig Merz / Rolf Kienle

Die Molkenkur

Von ersten historischen Spuren bis heute

Heidelberger Verlagsanstalt und Druckerei GmbH

Fotos: S. Kresin (Titel), D. Welker, G. Ballarin,
Th. Frenzel, M. Zentsch, Stadtarchiv

Wir danken Dr. G. Heinemann und W. Weber für ihren
Beitrag.

Gesamtherstellung: Heidelberger Verlagsanstalt und
Druckerei GmbH, Hauptstraße 23, 6900 Heidelberg 1

ISBN 3-920431-13-8 · Printed in Germany

Inhalt

Liebe Gäste auf der Molkenkur!

Ein herzliches Willkommen möchte ich Ihnen entbieten, denn dadurch, daß Sie die Molkenkur mit Ihrem Interesse und Ihrer Aktivität erfüllen, helfen Sie der Stadt Heidelberg, diesen traditionell bedeutsamen Platz lebendig zu erhalten. Lebendig, das heißt in unserem, auf die Stadt bezogenen Sinne auch, daß die Bevölkerung dazu den Kontakt nicht verliert. Wer das ganze Jahr immer nur hinaufschaut zu den Höhen, die die Stadt überragen, der möchte, wenn das Wetter schön ist, auch gern einmal von der Molkenkur auf die Stadt hinunterschauen und dabei seinen Gedanken nachhängen oder den Kindern die Heimat erklären.

Diese Publikation erzählt Ihnen alles Wissenswerte über den historischen Hintergrund dieses bevorzugten Platzes. Wir Heidelberger wissen nicht einmal genau, ob diese Burg auf dem Platz der Molkenkur, von der man noch staufische Mauerreste im Hof stehen sieht, nicht sogar älter sein könnte als das Schloß. Jedenfalls wurde es von den Kurfürsten im Schloß immer die „obere Burg" genannt. Als sie Pulvermagazin für die pfälzischen Truppen geworden war, sprengte sie eines Tages ein Blitz in die Luft.

Es gibt eigentlich gar keine bevorzugtere Idylle als diese Höhe über all den Heidelberger Sehenswürdigkeiten. Sie werden zwar mit ganz anderen Absichten hierher gekommen sein; Sie werden wohl auch ganz andere berufliche Ziele im Auge haben. Möge Ihnen die Ruhe zwischen Berg und Tal, zwischen Wald und Gärten, zwischen Natur und Stadt behilflich sein, den Aufenthalt hier erfolgreich zu gestalten. Doch ein wenig sollten Sie auch die Atmosphäre Heidelbergs auf sich wirken lassen. Sie ist den geistigen Kräften durchaus nicht abträglich, wie unzählige Wissenschaftler in der zurückliegenden Zeit bewiesen haben und wie sie es heute noch beweisen. Im Gegenteil: die ästhetischen Wirkungskräfte Heidelbergs, die man in verkürzter Form auch „romantisch" nennt, können den persönlichen Vorsätzen durchaus förderliche Hilfen angedeihen lassen.

Vertrauen Sie getrost dieser Versicherung und versuchen Sie mit Humor und Aufgeschlossenheit, den guten Geist der Stadt gerade an solch ausgezeichneter Stelle zu orten. Ich bin sicher, Sie werden ihn etwas unscharf hinter dem Weinglas, schärfer schon im Sucher der Kamera, am deutlichsten aber mit jenem freundlichen Blick erfassen, der von den Wellenlängen eines aufgeschlossenen Herzens gesteuert wird.

Viel Erfolg bei Ihrem Bemühen auf der Molkenkur und schöne Stunden und Tage über und in Heidelberg. Kommen Sie als Gäste gelegentlich einmal wieder; wir freuen uns über alle, die hier auch nach Jahren noch ihr verlorenes Herz wiederzufinden bemüht sind.

Reinhold Zundel

Oberbürgermeister

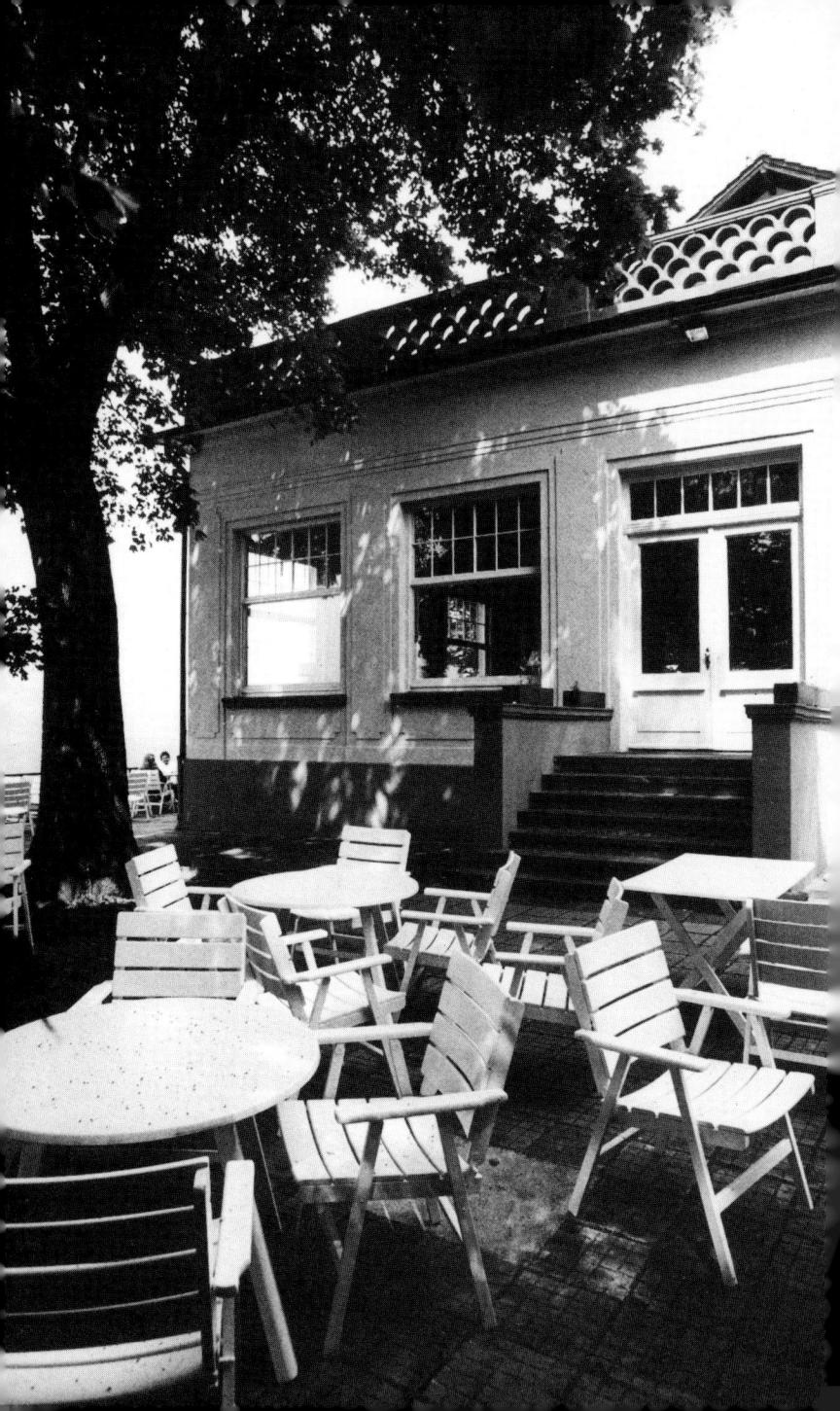

Die ersten historischen Zeugnisse
in der Geschichte der Molkenkur

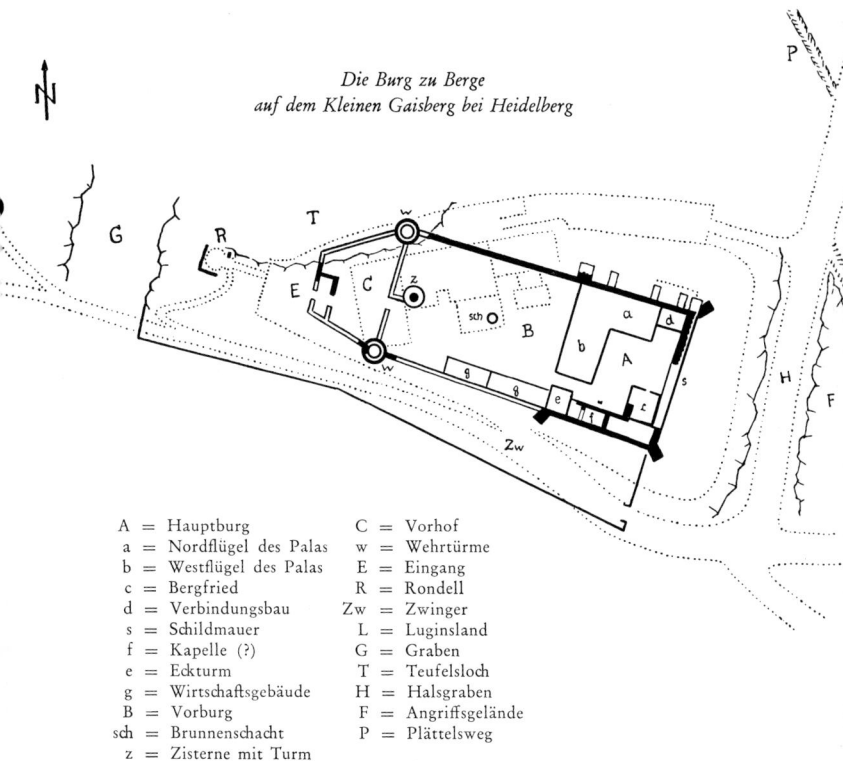

Die Burg zu Berge
auf dem Kleinen Gaisberg bei Heidelberg

A   = Hauptburg   C   = Vorhof
a   = Nordflügel des Palas   w   = Wehrtürme
b   = Westflügel des Palas   E   = Eingang
c   = Bergfried   R   = Rondell
d   = Verbindungsbau   Zw = Zwinger
s   = Schildmauer   L   = Luginsland
f   = Kapelle (?)   G   = Graben
e   = Eckturm   T   = Teufelsloch
g   = Wirtschaftsgebäude   H   = Halsgraben
B   = Vorburg   F   = Angriffsgelände
sch = Brunnenschacht   P   = Plättelsweg
z   = Zisterne mit Turm

In seiner Chronik „Historischer Schauplatz der alten, berühmten Stadt Heidelberg" berichtet der Handschuhsheimer Pfarrer Johann Peter Kayser 1733 folgendermaßen über das Ende der Oberen Burg, auf deren Mauerreste Jahrhunderte später die Molkenkur entstand: Den 25. April 1537, abends, um drey Uhr erhube sich unversehens eine große Finsternis mit dikken Wolken unter greulichem Brausen des Windes, worauf alsbald ein Wetter mit Donner und Blitzen erfolgte, welches in einen am alten Schloß gelegenen Thurn, so mit Pulver, Salpeter und anderen zum Krieg dienenden Sachen angefüllt ware, einschlug, das Pulver anzündete, durch dessen Gewalt der Thurn und das alte Schloß augenblicklich zerrissen und aus dem Grund zersprungen, da dann gleich einem Erdbeben alles erzitterte und sich bewegte. In der Stadt zersprungen unzehliche viele Fenster, die Thüren wichen aus ihren Angeln, und meinte man nichts anderst, als die ganze Stadt würde zu Grunde gehen, und der jüngste Tag einbrechen. Die Steine wurden bis in die Stadt herunter getrieben, da sie zersprungen, und einige, so für Forcht aus ihren Häusern geloffen, wurden beschädigt, einige aber getödtet. Einem im alten Schloß wohnenden Manne tödtete es zwey Kinder und beschädigte seine übrigen fünffe; am neuen Schloß aber nahmen die zersprungenen Steine einem anderen Mann den rechten Fuß hinweg. Im neuen Schloß wurde das Churfürstliche Gemach, dermaßen zerrissen und verwüstet, daß der Churfürst, wann er gegenwärtig gewesen wäre, schwerlich ohne Leibesschaden würde davon gekommen seyn.

10

Die obere Burg hatte damals wegen ihrer hohen Lage und ihres beschränkten Raumes bereits ihre Bedeutung als pfalzgräflicher Wohnsitz verloren und diente zeitweilig als Gefängnis und als Arsenal für das Schloß. Die Pulvervorräte lagerten im Bergfried, weshalb auch den Studenten der Aufenthalt in der Nähe der Burg verboten war. Nach dem Blitzschlag von 1537 trugen im Laufe der Zeit noch andere Umstände dazu bei, die Spuren der einstigen Burg zu verwischen. Zunächst entstanden hier im Dreißigjährigen Krieg Befestigungen, später wurden Steinbrüche angelegt und zuletzt tiefgehende Planierungen beim Bau der Molkenkur vorgenommen. In den folgenden Ausführungen und Darstellungen wird der Versuch gemacht, soweit es bei den spärlichen Quellen und den geringen Bauresten möglich ist, der mittelalterlichen Burg und der an ihrer Stelle 1622 errichteten Burgschanze wieder Gestalt zu geben. Neben der Bezeichnung „Obere Burg" wird die erstere auch „Altes Schloß" oder auf Grund ihrer Lage „Burg zu Berge" genannt. Dieser Name scheint am zutreffendsten und unterscheidet sie am besten vom Schloß, das auf einem Hügel, dem Jettenbühl, erbaut wurde.

Als Quellen, die über die Gestalt der Burg vor ihrer Zerstörung Aufschluß geben können, sind dem Verfasser nur zwei zeitgenössische Darstellungen bekannt. In Seb. Münsters calendarium hebraicum befindet sich ein spiegelverkehrter, runder Holzschnitt von Heidelberg im Jahre 1527, auf dem die untere und die obere Burg gleichzeitig abgebildet sind. Aus dem Jahre 1537, kurz vor der Zerstörung der Burg, ist uns eine Zeichnung des Kurfürsten Ott-Heinrich erhalten. Sie zeigt auf einem vergilbten Blatt in z. T. stark verblaßten und nur noch als Prägung erkennbaren Linien die Umrisse der Hauptburg. Über das Aussehen der Burgruine nach 1537 haben wir mehrere Abbildungen, darunter auch eine Ansicht der Stadt von Seb. Münster aus dem Jahre 1550. Am deutlichsten ist die Burgruine und insbesondere das sie umgebende Gelände auf der großen Stadtansicht Merians aus dem Jahre 1620 abgebildet. Aufzeichnungen, die bei der Planierung des Geländes während des Baues der Molkenkur hätten gemacht werden können, sind leider nicht bekannt.

Der Heidelberger Schloßverein hat in den Jahren 1900 und 1901 nachträglich im Bereich der Molkenkur Ausgrabungen vorgenommen. Professor Pfaff, der damalige Leiter der Untersuchungen, ließ die aufgefundenen Mauerreste auf einem Plan des Molkenkurgeländes festhalten. Zahlreiche behauene Steine und Buckelquader sowie einige Architekturstücke der Burg sind in die heutige Stützmauer des Molkenkurgeländes eingebaut und fallen deutlich zwischen den übrigen, kleineren Mauersteinen auf. Auch innerhalb des an die ehemalige Nordmauer des Palas angebauten neuzeitlichen Lagerschuppens sind noch gutgefügte alte Mauerreste zu erkennen. Dem Lindenrondell dienen alte Mauerreste als Fundament, und jenseits auf einem Hügel sind noch Spuren eines ehemaligen Wartturms zu erkennen. Innerhalb der Molkenkurgebäude liegen ein Zisternengewölbe und vermutlich ein Brunnenschacht. Erkundungen, die der Verfasser im Burggelände durchführte, konnten die bereits vorliegenden Quellen ergänzen und ergaben die Möglichkeit zu Vergleichen mit anderen, besser erhaltenen Burgen.

Das Burggelände

Jede Burganlage ist ihrem Zweck entsprechend dem Gelände angepaßt, keine gleicht der anderen, und in dieser Mannigfaltigkeit liegt der Reiz beim Erforschen. Die „Burg zu Berge" hat eine Spornanlage. Das Gelände heißt der Kleine Gaisberg und ist ein Bergsporn aus mittlerem Buntsandstein, der vom Königstuhl in nordwestlicher Richtung an das Tal zieht. Er entstand als Stufe in der Zeit des Rheingrabeneinbruchs, fällt im Süden, dem Klingenteich zu, und im Norden, dem Tal zu, steil ab, während er im Osten sanft in das anschließende Berggelände übergeht. Sowohl auf der Seite zum Klingenteich als auch an der Nordseite, am sogenannten „Teufelsloch", wurden Steinbrüche angelegt. Möglicherweise lieferten die letzteren bereits die Steine zum Bau der Burg, während die entstehende Steilwand gleichzeitig der Sicherung der Burg diente. Das Teufelsloch schneidet von Nordwesten nach Südosten tief in den Fels ein und trennt das Burggelände vom übrigen Berggelände. Es ist bei Merian 1620 deutlich zu erkennen. Allerdings dürfte es damals nur etwa zwei Drittel der heutigen Länge gehabt haben. Ein alter Weg, der vom Plättelsweg abzweigt, endet am Ostrand des Bruchs, während er früher, nach Merian, am Rande entlang auf das Burggelände führte. Überhaupt muß man bei der Übertra-

13

gung des Grundrisses der ehemaligen Burg auf den heutigen Plan in Betracht ziehen, daß durch Steinbrucharbeiten und Felsabstürze beachtliche Teile des Geländes verlorengingen. Im Osten ist das Burggelände durch einen künstlichen Halsgraben mit einer Tiefe von rd. 10 m vom Angriffsgelände getrennt. Er ist sowohl auf der Ansicht von Merian 1620 als auch auf der Zeichnung Ott-Heinrichs sichtbar. Durch seinen Einschnitt führt heute die Fahrstraße zum Königstuhl, die rund 1 m aufgeschüttet wurde.

Auf der Münsterschen Ansicht von 1550 ist, im Gegensatz zu der Merianschen Ansicht von 1620, westlich des Burggeländes ein zweiter, sehr scharf abgezeichneter Einschnitt zu sehen. Er zieht vom Teufelsloch her in südwestlicher Richtung unterhalb des Lindenrondells, der sogenannten „Rougerruh", bis zum Friesenweg. Jenseits dieses Einschnitts stand der bereits erwähnte Wartturm. Es könnte sich bei diesem Graben um einen vorderen Halsgraben handeln, wie er anfänglich auch auf der Burg Hirschhorn vorhanden war. Dort wurde er bei der Erweiterung der Burg zugeschüttet und dann überbaut.

An der Nordostseite des Burggeländes zieht heute noch der alte Paßweg, der „Plättelsweg", vorbei. Er begann früher am letzten Brunnen des Schloßbergs, zieht über den Kleinen Gaisberg zur Plättelshöhe (Vulpiushütte) und von dort wieder abwärts in Richtung des alten Hilsbacher Weges, um nach rund zwei Wegstunden in das Linsenteich zu münden, wo er durch den Mélac-Paß an den Neckar führt. Da einstens das linke Neckarufer durch die damals nach dem Karlstor und vor dem Kümmelbacherhof weit vorspringenden Felsen nahezu gesperrt war und nur ein schmaler, schwer begehbarer Uferweg durch das Tal führte, war dieser Paßweg die kürzeste Verbindung zwischen Heidelberg und Neckargemünd. Wir dürfen in ihm nicht nur den Rückzugsweg der Burg sehen, sondern darüber hinaus den Fluchtweg der Heidelberger, auf dem sie sich im Notfall in das Hinterland retten konnten. Diese Bedeutung des alten Paßweges berechtigt uns, ihn unmittelbar mit der Anlage der Burg in Verbindung zu bringen.

Die Burg

Die Burganlage hatte eine Breite von 38 m und eine Länge von 130 m. Sie war also sehr langgestreckt und verjüngte sich dem Gelände entsprechend nach Nordwesten. Die Hauptburg, auf der heute noch erkennbaren höchsten Stelle gelegen, hatte einen nahezu rechteckigen Grundriß mit einer Breite von 38 m und einer Länge von 31 m und war an drei Ecken von diagonal gerichteten Strebepfeilern gestützt. An der Stelle, an der sich die nördliche Wehrmauer an den Palas anschloß, stand ein sehr starker Strebepfeiler, der sowohl die Wehrmauer als auch den Palas abstützte. Ott-Heinrich zeichnete damals diese Hauptburg von Norden. Auf seiner Darstellung ruht der Nordflügel des Palas auf einem Fundament, das durch zwei weitere Strebepfeiler abgestützt ist. Die Ausgrabungen von 1900/01 ergaben außer mehreren zusammenhängenden Mauerzügen auch den Verlauf dieser Nordmauer, die unter dem heutigen Gebäude hindurchläuft und dann im Gelände abbricht. Der Westflügel des Palas zog sich anscheinend nahezu in seiner ganzen Breite bis zur Südseite der Burg hin und schloß den inneren Burghof ab. An der Südostecke stand der vierkantige Bergfried.

Vor dem Palas liegen an der dem Berge zugekehrten Seite zwei niedere Gebäude. Das äußere ist seitlich herausgebaut und zeigt eine unregelmäßige Oberkante, als sei es teilweise abgetragen. Wir haben es sehr wahrscheinlich mit einem Teil der Schildmauer zu tun. An derselben Stelle ist auf der Abbildung im calendarium ein turmartiger Bau eingezeichnet, den wir in diesem Zusammenhang als die überdachte Nordostecke der Schildmauer deuten dürfen. Man hatte also allem Anschein nach die Schildmauer bereits vor der Zerstörung der Burg abgetragen, eine Maßnahme, die bei der Bedeutung der Burg als Flankenschutz des Schlosses unverständlich ist. Die Innenseite der Mauer ist noch sichtbar; sie sitzt auf dem Fels auf und wird durch neuzeitliche Stützen vor dem Einsturz bewahrt. Zwischen der Schildmauer und dem Palas liegt ein niederes Gebäude, das ebenfalls durch einen Strebepfeiler abgestützt wird. Durch die seitlich überstehende Schildmauer erfuhr der Palas einen besonderen Schutz, was angesichts des gegenüberliegenden, erhöhten Angriffsgeländes sehr notwendig war.

16

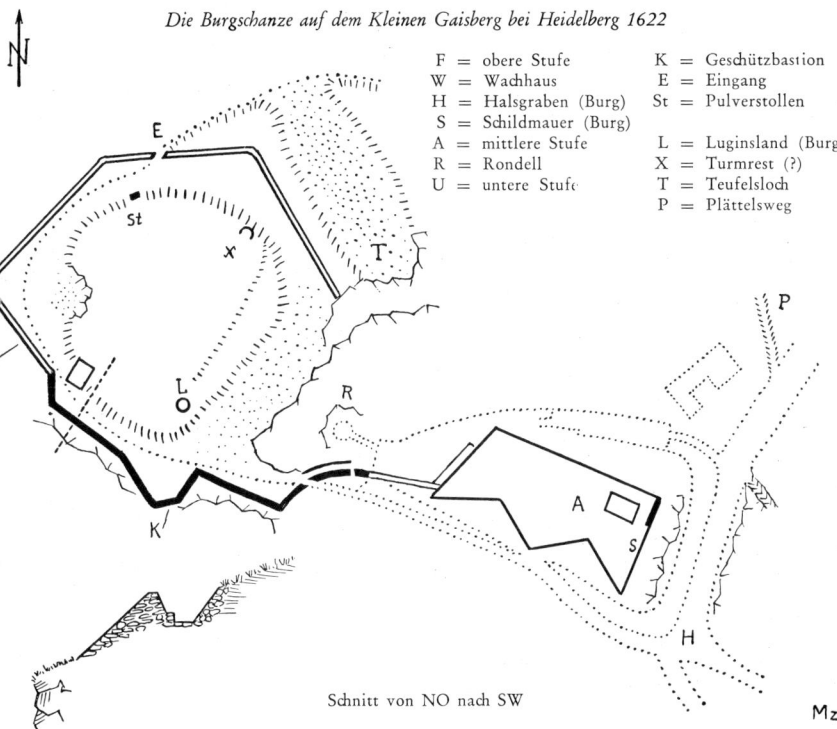

Die Burgschanze auf dem Kleinen Gaisberg bei Heidelberg 1622

F = obere Stufe
W = Wachhaus
H = Halsgraben (Burg)
S = Schildmauer (Burg)
A = mittlere Stufe
R = Rondell
U = untere Stufe

K = Geschützbastion
E = Eingang
St = Pulverstollen

L = Luginsland (Burg)
X = Turmrest (?)
T = Teufelsloch
P = Plättelsweg

Schnitt von NO nach SW

17

An den inneren Burghof schließt sich der tieferliegende äußere Burghof an, der durch zwei Rundtürme flankiert war. Der nördliche ist auf Zeichnungen deutlich zu sehen, während vom südlichen, unbehelmten nur undeutlich die Zinnenkrone zu erkennen ist. Vielleicht war es auch nur eine Turmschale, nach innen offen, um dem eindringenden Belagerer keine Möglichkeit zu bieten, sich festzusetzen. Von ihm wurden 1901 Spuren gefunden, von dem anderen nicht. Wir müssen annehmen, daß dieser mit einem Teil der Nordmauer den Steinbrüchen oder den Felsabstürzen zum Opfer fiel. Die beiden an der Südseite sichtbaren Dächer gehören wohl zu Wohn- und Wirtschaftsgebäuden und der Turmhelm darüber zu einem Eckturm der Hauptburg. Die übrigen Gebäude, deren Grundmauern 1901 gefunden wurden, sind durch den Palas verdeckt. Vielleicht befand sich unter ihnen die Burgkapelle. Soweit kann uns die Zeichnung Ott-Heinrichs Aufschluß geben.

Ein Burgbrunnen lag am Ende des vorderen Burghofes in einem Gewölbe unter der Südwestecke des alten Molkenkurgebäudes. Die Zisterne war am Anfang dieses Jahrhunderts noch zu sehen. Da sie von einem Mauerkranz umgeben war, schließt Pfaff darauf, daß sie unter einem Turm lag. Auf der Abbildung im calendarium ist ein Turm eingezeichnet, der unverkennbar im Innern des Burghofes liegt. Die Annahme eines solchen Brunnenturmes, wie er auch in der Burg Trifels steht, ist insofern berechtigt, als der Brunnen außerhalb der Hauptburg lag. Zugänglich war er dann durch eine Verbindung mit der nächstgelegenen Wehr-

18

mauer. In der Mitte des Burghofes liegt unter dem Zementboden der heutigen Kirche ein brunnenähnlicher Schacht, der im Deckengewölbe des Kellers zu sehen ist. Allerdings läßt sich nicht mehr feststellen, ob er sich unter dem Betonboden des Kellers fortsetzt. Ein Wasserablauf wie in dem zuvor beschriebenen Brunnen läßt darauf schließen, daß dies der Fall ist. Es könnte sich bei dieser Brunnenanlage um eine zweite, für den Alltagsgebrauch leichter zugängliche Wasserstelle handeln, die nur durch ein Schutzdach abgedeckt war.

Im Anschluß an den vorderen Burghof verjüngt sich das Burggelände. Die beiden von den Flankentürmen herführenden Mauern mußten also hier auf einen Bau an der Schmalseite zulaufen. Den Abschluß des Spornendes bildete ein Turm an der Stelle des heutigen Rondells, wo noch eine Mauerecke liegt. Üblicherweise müßte hier ein Rundturm oder eine Turmschale gestanden haben. Nach dem Rondell fällt das Gelände steil ab zu einem nachträglich durch Steinbrucharbeiten verbreiterten Einschnitt. Wir könnten hier einen westlichen Burggraben vermuten, wie er zuvor an der Burg Hirschhorn beschrieben wurde. Jenseits liegen heute noch die Grundmauern eines Rundturmes, der zweierlei Aufgaben hatte. Er sollte zunächst das westliche Vorgelände der Burg sichern. Zum anderen bot er eine wesentlich bessere Sicht in das Tal und in die Ebene, als der weiter hinten liegende Bergfried. Er ist der „Luginsland", der möglicherweise durch einen langen Steg mit der Vorburg in Verbindung stand.

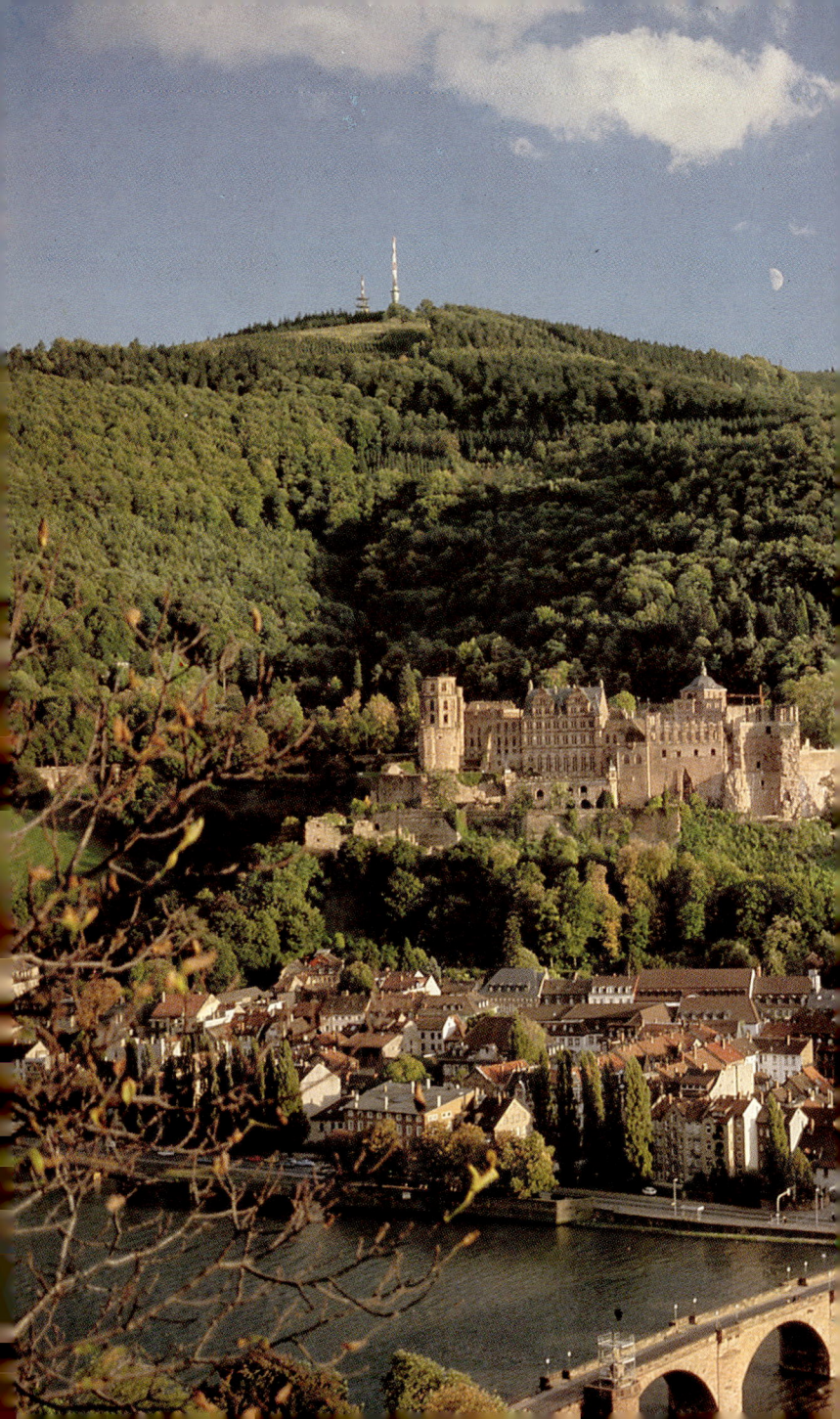

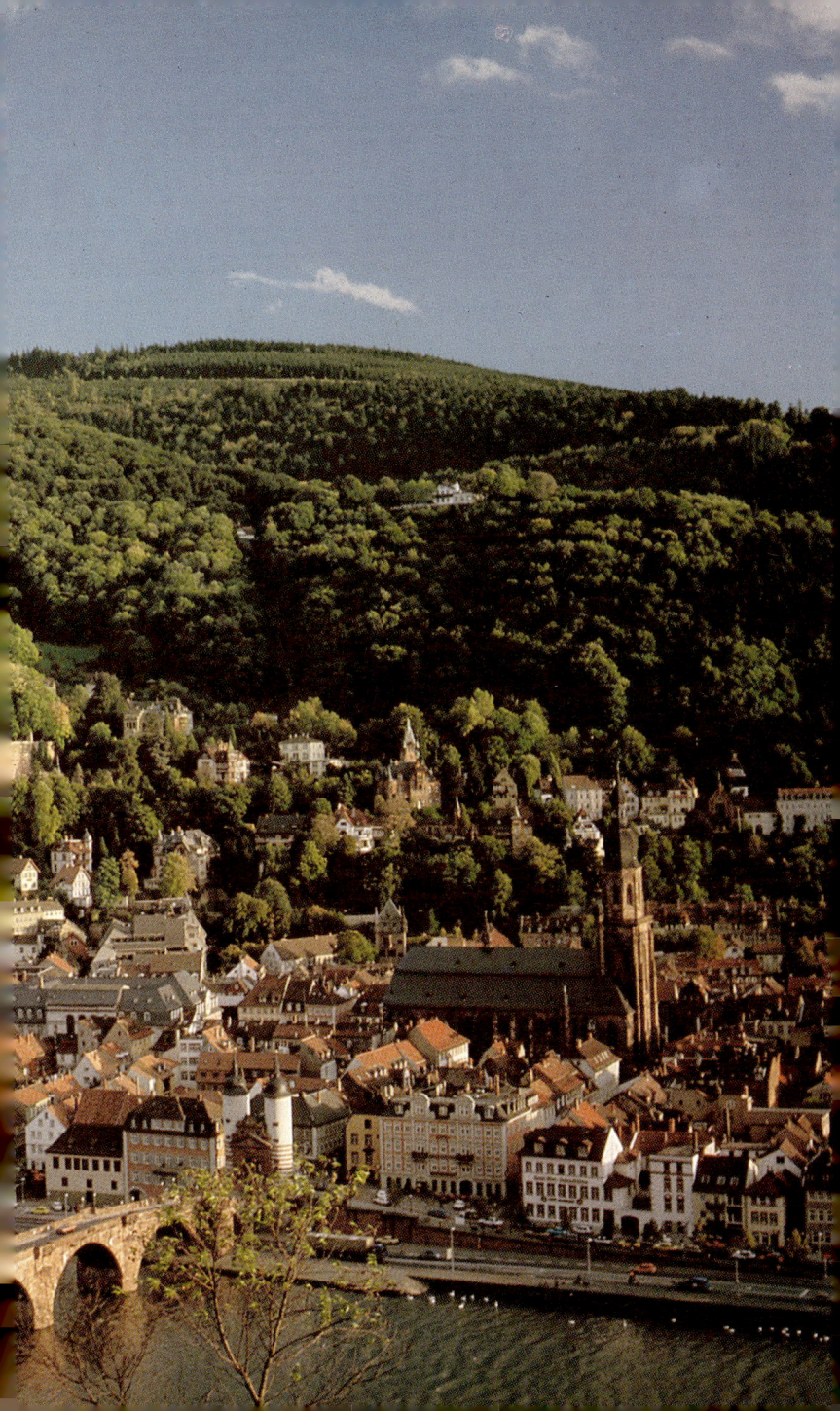

Als letzte Frage wäre die des Burgeinganges zu klären, für den wir verschiedene Möglichkeiten in Betracht ziehen müssen. Der Burgweg führte vom Schloßberg herauf durch den Anfang des Plättelsweges und bog südlich ab in den Halsgraben. Hier ist die Frage zu stellen, wo wir den Burgeingang zu suchen haben. Auf der Nordseite lag er auf Grund des Geländes und nach der Zeichnung Ott-Heinrichs bestimmt nicht. Wohl aber bestand die Möglichkeit, auf der Fortsetzung des Plättelsweges auf die jenseits des Halsgrabens liegende Anhöhe zu kommen und von hier aus mittels einer Zugbrücke unmittelbar in die Hauptburg zu gelangen. Dafür hätte man in die Schildmauer einen Eingang schaffen müssen, ein Verfahren, das man gern vermied, um die Schildwirkung der Mauer nicht zu schwächen. Bei Burg Scharfeneck in der Pfalz gelangt man allerdings durch die Schildmauer in die Burg. Sie liegt jedoch auf ringsum steil abfallenden Felsen, die keinen anderen Zugang boten. Auch auf Burg Stolzeneck und Hirschhorn, die beide zum Vergleich mit der Burg zu Berge herangezogen werden können, ist die Schildmauer nicht durchbrochen. Außerdem pflegte man den Eingang so anzulegen, daß der Gegner mit seiner rechten, ungedeckten Waffenseite solange als möglich an der linken Burgseite entlangziehen mußte. Demnach wäre wohl der Eingang am schmalen Westende der Burganlage, gedeckt durch den Turm am Rondell, am günstigsten gewesen. Der Gegner hätte somit den Zwinger und zwei Vorhöfe zu erkämpfen gehabt, um in die Hauptburg zu gelangen. Auch H. v. Caboga neigt zu der Ansicht, daß hier der Burgeingang anzunehmen sei. Vielleicht führte sogar vom Rondell eine Zugbrücke hinüber. Es wäre noch eine dritte Lage des Eingangs denkbar. Der Burgweg könnte an dem Graben vorbei auf den vorgelagerten Hügel geführt haben. Von hier aus hätte man auf einem mindestens auf 2 Pfeilern ruhenden und am Eingang mit einer Zugbrücke versehenen Steg in die Vorburg gelangen können. Auch hierfür gibt es im Burgenbau Beispiele.

Als Abschluß dieses Teils möchte ich auf die enge Beziehung zwischen Schloß und Burg bezüglich der Bergverteidigung hinweisen. Die Südwestmauer des Schlosses zwischen Torturm und Seltenleer bedurfte nicht der Verstärkung, wie die Schildmauer zwischen Torturm und Krautturm, da sie mit der Flankendeckung der Burg rechnen konnte. Der alte, obere Schloßeingang lag vor der Anlage des Stückgartens und Schloßgartens genau in südwestlicher Richtung und war direkt mit dem Weg zur Burg verbunden. Es wird vermutet, daß er befestigt und möglicherweise mit Pallisaden versehen war, um eine ungestörte Verbindung zwischen Schloß und Burg zu gewährleisten. Das Burggelände auf dem Kleinen Gaisberg behielt auch dann noch seine Bedeutung für die Burgverteidigung von Schloß und Altstadt, als die Burg zu Berge bereits in Trümmer lag. Hierüber soll im zweiten Teil dieser Abhandlung, der über die Burgschanze berichtet, Aufschluß gegeben werden.

Als nach der verlorenen Schlacht am Weißen Berg und der Flucht Friedrichs V. nach den Niederlanden sich die Truppen Tillys der Stadt Heidelberg näherten,

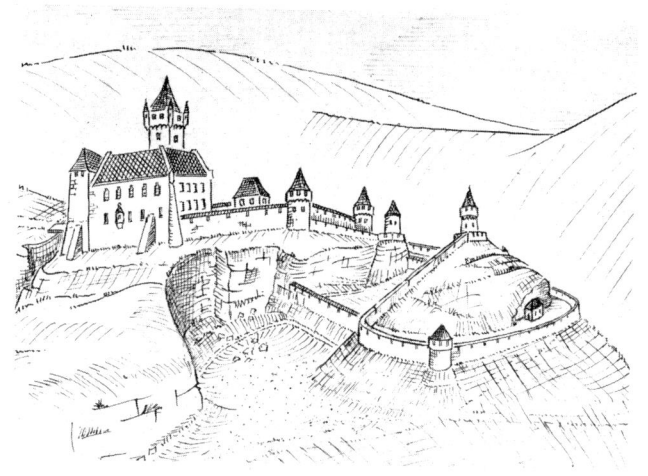

Die obere Burg, 1537 durch Blitzschlag zerstört

begann man diese in aller Eile zu befestigen. Nicht nur an der Westseite in der Ebene, sondern auch an der Bergseite und auf den Bergen selbst mußten Vorwerke angelegt werden. Das Kernstück dieser Bergbefestigungen bildete die an der Stelle der mittelalterlichen Burg und teilweise aus deren Trümmern errichtete Burgschanze auf dem Kleinen Gaisberg. Sie ist auf verschiedenen zeitgenössischen Abbildungen, so z. B. auf dem Kupferstich Merians über die Belagerung 1622, auf dem Plan zu dem Bericht über die Belagerung 1622, der relatio historica, auf dem großen Plan v. d. Heydens 1629 und nicht zuletzt auf dem Befestigungsplan, den man Friedrich V. nach Graevenhagen schickte, dargestellt. Als Grundlage unserer Betrachtung sollen die diesem Plan entnommene Darstellung der Burgschanze sowie die anläßlich der Anlage des „Historischen Pfades" vorgenommenen Erkundungen des Verfassers im Burggelände dienen.

Demnach war die Burgschanze in zwei Stufen angelegt worden. Die mittlere lag auf dem Gelände der Burg und bezog die noch vorhandenen Grundmauern der ehemaligen Schildmauer und die Nordmauer mit ein. Die untere Wehranlage zog sich am Teufelsloch beginnend um den Hügel herum, den heutigen Friesenweg entlang bis zum Lindenrondell, wo sie sich an die mittlere Verteidigungsanlage anschloß. Diese auf dem heutigen Molkenkurgelände gelegene Schanze ist bei den Planierungsarbeiten restlos verschwunden. Die Terrasse am Teufelsloch dagegen, die bei Merian 1620 von einer Mauer umsäumt und mit einem Tor versehen ist, hebt sich heute noch deutlich im Gelände ab. Auch die am Friesenberg entlanglaufende Brustwehr blieb am oberen südlichen Teil in ihrer alten Form erhalten. Wie der Querschnitt zeigt, sitzt der Wall in einer Schräge von 8 m auf dem gewachsenen Boden auf. Er bildet eine Brustwehr von rund 1,20 m, wobei in Betracht gezogen werden muß, daß der Gang durch die Anlage des Friesenweges teilweise aufgeschüttet wurde. In Professor Legers Führer für Fremde von 1814 wird über diese Wehranlage folgendermaßen berichtet: Jetzt siehst du nur noch wenig Trümmer (der Burg) mit Futterkräutern bewachsen, von Strauchwerk und Fruchtbäumen beschattet und am Fuße des Felsens die mit Moos bedeckten Trümmer eines Steinwalles aus den Zeiten des Dreißigjährigen Krieges. – Ebenfalls noch erkennbar, wenn auch stark zerfallen, ist der Eingang zu einem Stollen, der an der Nordseite in den Berg hineinführt und auch auf dem Plan für Friedrich V. eingezeichnet ist. Joh. Metzger erwähnt ihn in seiner Beschreibung des Heidelberger Schlosses 1829 in folgendem Zusammenhang: Die jetzt noch am südlichen Abhang sichtbare Brustwehr, die sich um den vorderen Hügel herumzieht und sich wieder an der Stelle des Wartturms, wo jetzt die Bank steht, anschließt, ist in jener Zeit aus den Resten der Mauersteine des (alten) Schlosses errichtet; ebenso das an der nördlichen Seite des äußeren Hügels sich befindliche Gewölbe, das vermutlich zur Aufbewahrung des Pulvers gedient hat. – Nördlich unterhalb des Luginsland zeichnet sich der Grundriß eines Turmes oder einer Turmschale ab. Die Frage, ob diese Reste zur mittelalterlichen Burganlage gehören, könnte erst beantwortet werden, wenn nachgewiesen wäre, daß auch das Gelände am Friesenweg in die Burgverteidigung mit einbezogen war, und daß die Wälle von 1622 auf den alten Wehrmauern verliefen. Hierzu bedarf es jedoch mehr als spachteltiefer Schürfungen, wie sie jetzt vorgenommen wurden. Der Zugang zu diesem unteren Teil der Burgschanze muß, nach der Darstellung auf dem Plan zu schließen, vom Schloß herauf in der Richtung des Friesenweges erfolgt sein. An seinem oberen Teil führte eine Rampe zum Eingang in den Wall in der Nähe des Pulverstollens. An derselben Stelle durchbricht auch heute der Friesenweg die Terrasse und macht, durch die Reste des Walles abgelenkt, einen deutlich sichtbaren Knick.

Die Burgschanze erlebte sowohl im Dreißigjährigen als auch im Orléans'chen Krieg harte und wechselvolle Kämpfe und bewies sich immer als eine treue Schildwache für das tiefergelegene Schloß. Im Jahre 1622 hat sich ihre aus Pfälzern und Niederländern bestehende Besatzung lange gegen die Anstürme der Tillyschen gehalten und verschiedene das Schloß entlastende Ausfälle unternommen. Mit schweren Stücken, deren Geschützbastion wir heute noch betreten können, erwiderte sie das Feuer der jenseits des Klingenteichs am Hang des Gaisbergs aufgestellten gegnerischen Batterien. Ihre Besetzung entschied auch den Fall des Schlosses.

Als im Jahre 1633 die Schweden am 5. Mai die Stadt der bayrischen Besatzung durch einen raschen Überfall

entrissen, besetzten sie nicht nur die Schanzen der Tillyschen von 1622, sondern auch die Burgschanze und
hielten sie gegen das Schloß. Im darauffolgenden Jahre
1634 belagerte ein österreichisch-bayrisches Heer unter
Johann von Werth die Stadt und stellte auf der Schanze
am Kleinen Gaisberg Geschütze auf. Im Dezember
desselben Jahres belagerte eine kaiserliche Heeres-
macht nochmals das Schloß und nahm die Burgschanze
als Angriffsstellung. Als im Jahre 1635 nach längerer
Belagerung Stadt und Schloß endgültig in die Hände
des kaiserlichen Generals Gallas fielen, bot das
Gelände am Kleinen Gaisberg ebenfalls wieder einen
günstigen Platz zum Aufstellen der Geschütze.

Im Orléans'schen Krieg 1689 richtete sich der erste Akt
des französischen Angriffes gegen die Bergbefestigungen an der Burg. Der Kommandant besaß jedoch nicht
genügend Mittel noch den Willen, diese Schlüsselstel-
lung zu verteidigen. Im Mai 1693 stürmten die Franzo-
sen mit 3000 Mann die Burgschanze, nahmen sie ein
und hißten eine weiße Fahne. Die gemauerten Befestigungen auf dem ehemaligen Burggelände wurden
geschleift, während man die Stein- und Erdwälle am
Friesenweg für ungefährlich hielt und stehen ließ.

Beim Wiederaufbau der Stadt nach der großen Zerstörung wurden die Ruinen der Befestigungen für eine
friedliche Verwendung freigegeben. So wanderte wohl
ein großer Teil der behauenen Steine – nachdem sie
zuerst in die Burg und dann in die Burgschanze verbaut
worden waren –, hinunter in die Stadt, wo sie in man-
chem Bürgerhaus und in mancher Gartenmauer ruhen.

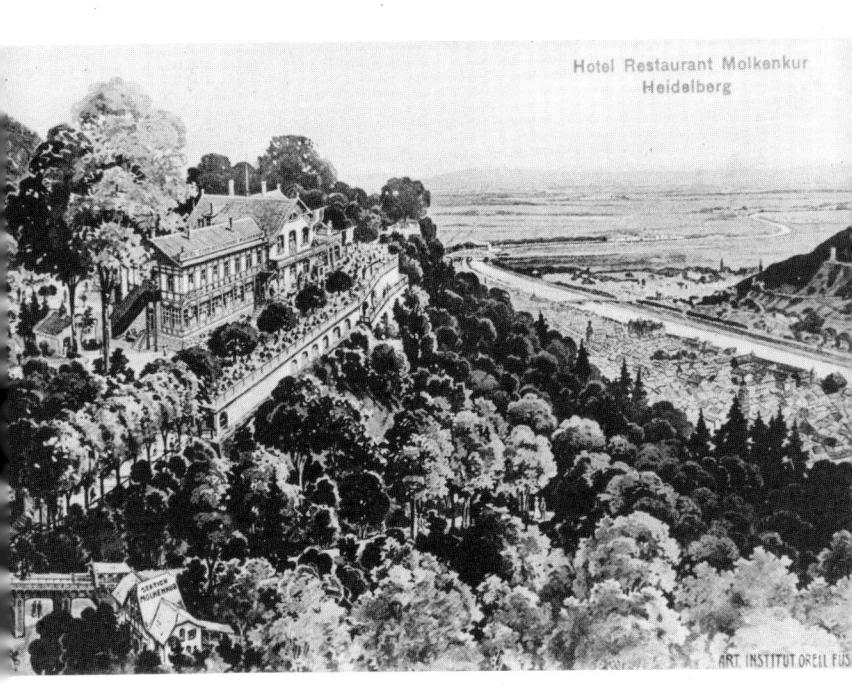

Hotel Restaurant Molkenkur
Heidelberg

ART. INSTITUT OREL FÜS

29

Ein Schwizer Hüsli

Am 17. Februar 1853 erschien im „Heidelberger Journal" die „Privat-Anzeige" des Glas- und Porzellanmalers Albrecht Wagner: „Die Eröffnung meiner Wirthschaft, zugleich Molkenanstalt, zeige ich hiermit empfehlend an." Ein „Schwizer Hüsli", der Mitteltrakt der heutigen Molkenkur, trat an die Stelle eines bescheidenen einstöckigen Steinhauses mit Satteldach, bisher wohl von Generation zu Generation weitervererbt als Heimstatt für einige Ziegen, die tagsüber mit kurfürstlicher Genehmigung auf den Schutthalden der einstigen „Oberen Burg" und deren verfallenen Schanzen weideten. Es war im gleichen Monat, in welchem der damals berühmte Seiltänzer Adolf Strassburger seine Kunststückchen jeweils um 2, 4 und 6 Uhr auf dem Kornmarkt vorführte, und es war auch das gleiche Jahr, als die erste Dampfschiffahrtslinie von Heidelberg nach Heilbronn und zurück eröffnet wurde. „Mit Eisenbahnanschluß in Heilbronn nach Stuttgart und in Heidelberg nach Mannheim und Frankfurt" – versteht sich!

Die Reste der „Oberen Burg", sicherlich noch Staufischen Ursprungs, im Jahre 1537 von Ottheinrichs Hand persönlich aufgezeichnet, sind jedem alten Heidelberger von Schulausflügen oder wilden Waldspielen wohlbekannt. Die Ruinen von Geschützbastionen, Schildmauer und Halsgraben, vom Teufelsloch und Luginsland, dem heutigen „Indianerbuckel", sind noch Zeugen romantischer Vorstellungen und werden uns hoffentlich erhalten bleiben.

Doch was geschah vor dem 17. Februar 1853 dort oben? Die Klingenteichstraße bis zum Blockhaus war erst zwölf Jahre zuvor verbreitert und ausgebaut worden. Gleich dem „Plättelsweg" dürfte der Klingenteich nicht nur die Wasser-, sondern auch die Wald-Ader für das älteste Heidelberg um die Kirche St. Peter herum gewesen sein.

Auch Tillys Truppen benutzten sie 1622 bei der Erstürmung des Heidelberger Schlosses. Die „Kohlhöfer Steige", so war einst die heutige Verbindungsstraße zwischen Schloß und Molkenkur benannt, existierte als Weg ebenfalls seit Jahrhunderten, wurde aber – „mit einigen Veränderungen" – im Jahre 1858 „für Chaisen geeignet" verbreitert. Holzhauer, Kräuterweiblein und Reisigsammler, auch manch Heidelberger Wandersmann benutzten diese alten Wege und waren glücklich, beim Ziegenhalter an der Oberen Burg ein Schwätzchen machen zu können. Der Ziegenwirt reichte ein Tränklein zur Erfrischung, ein Nebenprodukt aus seiner spärlichen Käseherstellung, die „Molke". Ihr wurde seltsame Heilwirkung gegen Blutarmut und Kreislauf nachgesagt, auch sei sie aufbauend und verdauungsfördernd. War die Wirkung für den Darm allzu förderlich, kredenzte der Ziegenhalter noch ein „Rundumstück" schwarzen Bauernbrotes. Die Höhenluft und die erfrischende Bewegung mögen das ihre zu der sagenhaften therapeutischen Wirkung der Molke beigesteuert haben.

All diese medizinische Hausweisheit blieb keineswegs auf Heidelberg beschränkt. Aus ganz Europa wurden zur Mitte des 19. Jahrhunderts Erkenntnisse über die Wirkung des „Käsewassers", auch „Waddike", „Strotten" oder „Sirte" genannt, fleißig zusammengetragen. In Norddeutschland, wurde berichtet, werde ein käseähnlicher bräunlicher Brotaufstrich verwendet; „Molkenkäse" oder „Mysost" genannt. Ja, ein ganz gewitzter Forscher hatte sogar festgestellt, daß die Molke schon in der Antike als Schönheitsmittel und – ebenfalls im Pindusgebirge – „noch heute als Genesungsgetränk, das ‚Serum lactis' verwendet werde". Auf den Sennhütten der Schweizer und Tiroler Alpen gar bildete der „Zuckersand", mit Butter gemischt, als „Molkenried" eine Delikatesse für die erschöpften Wanderer. Wieder zauberten Körperbewegung und Höhenluft in direkter Verbindung mit der Molke Gesundheit und jugendliches Wohlbefinden.

Das 19. Jahrhundert wird oft als das Jahrhundert der „natürlichen Medizin" gelobt. Justus von Liebig, Sebastian Kneipp, aber auch der gute Turnvater Jahn mögen, neben vielen anderen, richtunggebend gewesen sein. Nicht an letzter Stelle aber standen im Zeitalter des Reifrockes gesellschaftliche Modernitäten, welche Heilbäder allenthalben aus dem Boden haben schießen lassen. Große Bäder, wie Reichenhall, Wörishofen, Baden-Baden, Salzbrunn, Reinerz, Landeck, Meran, um nur einige zu nennen, erlebten kaum geahnte Blüte. Parallel neben den Bädern entstanden aber Molken-Kuranstalten, die sich in geschickter Weise den reformerischen Trend zunutze machten und die

Erkenntnisse über die einfache Heilwirkung der billigen Molke zu vergolden wußten. Kein Mensch konnte an der Wirkung der Molken-Kur zweifeln, diente sie doch inzwischen der Heilung von Gefäß-, Nerven-, Stoffwechsel- und Hautkrankheiten. Der Patient wurde angeblich von Herz-Kreislauf- und Brustleiden geheilt, und sonstige „Unstimmigkeiten des Körpers wurden überwunden", ja sogar Fieber mit Erfolg bekämpft.

Die Molke ist eine grüngelbliche mineralhaltige Flüssigkeit, entstanden durch Entzug von Kasein und Fett, mit einem Eiweißgehalt von nur 0,2 bis 0,3 %. Die Milch, vornehmlich Ziegenmilch, wird zum „Grimmen" gebracht, entweder durch Säure oder „Lab". Auch Alaun, Weinstein, Essig, Senf oder Tamarinden bewirken gleiches und geben der Molke ihren spezifischen Namen. Nicht nur in Kriegszeiten diente sie aber auch der Herstellung von Alkohol, man nannte das „Molkenchampagner" oder „Molkenpunsch". Manch einer, der zur Molken-Kur erschienen war (sie dauerte gewöhnlich vier Wochen und begann morgens mit dem Genuß von 500 bis 800 ccm Molke auf nüchternen Magen), ließ es nach wenigen Tagen beim Genuß des täglichen Molkenchampagners bewenden.

An einer Stützmauer des Klingenteiches befand sich einst eine Gedenktafel für Albrecht Wagner, einst gestiftet von seinen Kindern. Albrecht Wagner ist heute vergessen. Seine Idee aber, neben der Molken-Kur die Molkenkur zu errichten, wo Patient und Begleiter einkehren und auch mit anderen Getränken vorlieb nehmen können, führte zu der großen Beliebtheit dieses Platzes bei unseren Alt-Heidelberger Bürgern. Ja, die Stadt Heidelberg nahm den roten Faden auf, baute vor nun fast 100 Jahren die Bergbahn und erwarb schließlich im Jahre 1906 vom Staat Grund und Boden.

Die Molkenkur bedurfte der Modernisierung. Seien wir aber froh, daß sie uns überhaupt erhalten blieb. Unverändert bleibt das Erlebnis eines Spazierganges in den herrlichen Wäldern, nicht zuletzt aber der königliche Blick von der Terrasse der Molkenkur auf die Stadt, auf das Schloß, auf den Neckar und die Berge.

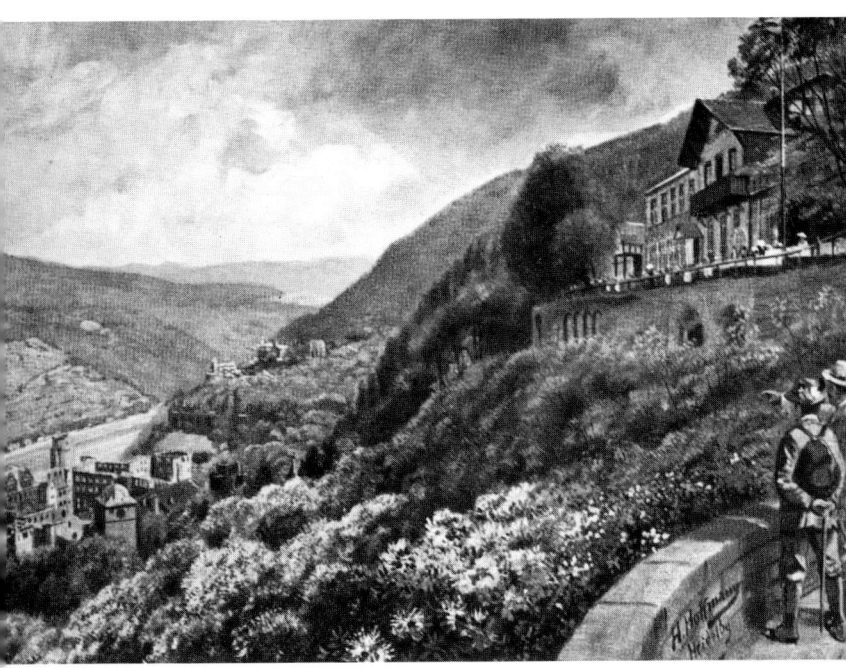

Die neuere Geschichte der Molkenkur

Seit November 1906 befindet sich das Areal der Molkenkur im Besitz der Stadt Heidelberg. Im 19. Jahrhundert gehörte dieses Gebiet der ehemaligen „oberen Burg" Privatleuten. Freilich sah es damals dort auf der Höhe über der Stadt noch anders aus. Statt des Waldes mit den vielen Eßkastanien breitete sich Weideland aus. Kühe und vor allem Ziegen suchten dort nach Nahrung. In Derweins Flurnamenbuch liest man dazu:

„Von 1851 ab erwarb der Porzellanmaler Albrecht Wagner nach und nach die östliche Hälfte des Geländes des alten Schlosses, um darauf eine Molkenkuranstalt zu errichten. Der Gebrauch der aus Ziegen- und Kuhmilch erzeugten Molken galt damals als Heilmittel gegen viele Krankheitszustände."

Auch Steinbrüche befanden sich in dem steil zur Stadt hin abfallenden Hang, vor allem beim sogenannten Teufelsloch. Aus einem solchen Steinbruch oder aus einem Teil desselben wurde dann um die Jahrhundertwende eine „Grotte", von der es sogar Ansichtspostkarten gab. Im Heidelberger Stadtarchiv wird ein Exemplar einer solchen Karte noch aufbewahrt. Auf ihr kann man lesen, daß eine solche Grotte „Kaiser-Wilhelm-Grotte" genannt wurde. Der Heimatkundler Karl Pfaff schrieb damals dem Oberbürgermeister Dr. Karl Wilckens, die größtenteils auf städtischem Gebiet

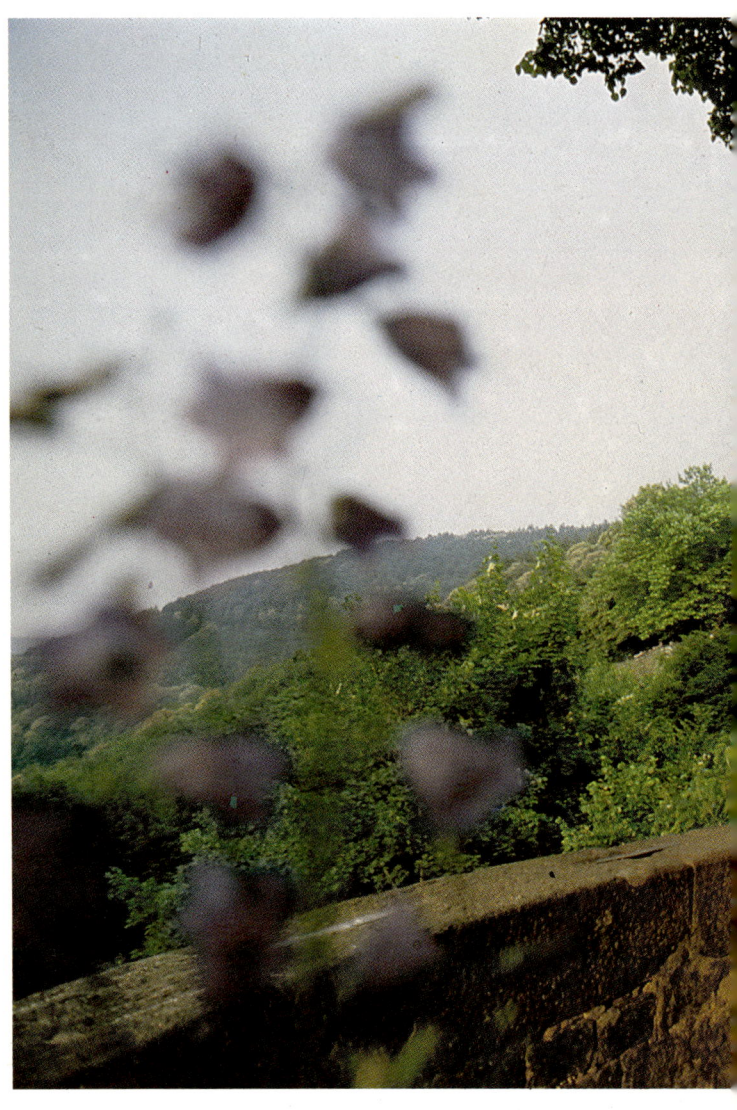

36

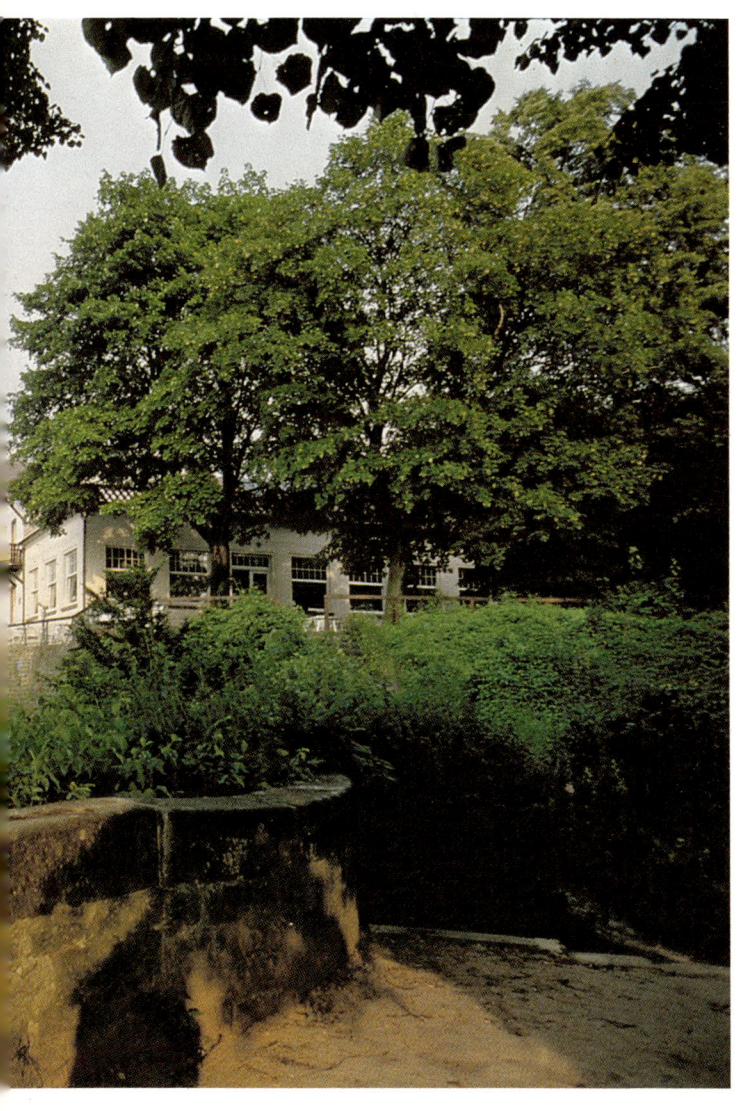

liegende Höhlung sei mittels Draht, Gyps und gelber Farbe zur „Grotte" ausgestaltet worden.

Vom Eigentümer Dr. Oskar Middelkamp, einem Privatier, der vorher wohl Zahnarzt gewesen war, wußte er im Hinblick auf die Grotte und einige auf der Molkenkur befindliche Säulen zu berichten: „Die Erklärung, daß er bei dauernder Erlaubnis, die ‚Grotte' zu belassen, alle vier bzw. sechs frühgotischen Kirchensäulen der Stadt abtreten wolle, reduciert er heute schon auf zwei, so daß ich meinerseits die Erwerbung dieser Säulen nicht mehr mit der Grottenfrage kombinieren möchte."

Auf diesem Brief von Dr. Karl Pfaff an den Oberbürgermeister findet sich unter der Aktenvorlage für den 2. November 1906 der handschriftliche Vermerk: „Die Sache hat durch den inzwischen erfolgten Ankauf der Molkenkur durch die Stadtgemeinde ihre Erledigung gefunden. Daher Beschluß: zu den Akten!"

Eine einmalige Gelegenheit

Aber ganz so einfach und punktum ging es beim Erwerb der Molkenkur doch nicht zu. Die Stadt war nämlich in einen Vertrag eingetreten, den der Heidelberger Gastwirt Heinrich Damm, Besitzer des Hotels Roter Hahn, zuvor mit Dr. Middelkamp geschlossen hatte. Damm bot diese Übernahme des Vertrags der Stadt an. Im Rathaus schaltete man schnell, denn man sah es als einmalige Gelegenheit an, einen für die Stadt so wichtigen Platz in Besitz zu bringen. Zwar mußte erst der Bürgerausschuß gefragt werden, denn schließlich waren 221 000 Mark für den Kauf aufzubringen, aber die Stadtverwaltung gab sich zuversichtlich. Folgerichtig schrieb sie in die Vorlage:

„. . . muß es doch als dringend erwünscht bezeichnet werden, daß die Stadtgemeinde Eigentümerin der Molkenkur wird. Letztere (nämlich die Molkenkur) ist zweifellos einer der schönsten Punkte der nächsten Umgebung Heidelbergs, und wir halten es schon aus landschaftlich-ästhetischen Rücksichten für ratsam, daß dieser Punkt nicht länger im Privatbesitz bleibt, sondern in die Hände der Gemeinde gelangt, welche der Natur der Sache nach allein die Gewähr dafür bieten kann, daß namentlich bei späteren Bauten den Interessen der landschaftlichen Schönheit kein Eintrag geschieht. Die Molkenkur ist aber auch im Hinblick auf die besonderen Verhältnisse der Bergbahn allmählich ein wichtiger Knotenpunkt des Verkehrs geworden, der, wenn irgend möglich, unter den entscheidenden Einfluß der Stadt gebracht werden sollte."

Ein stattlicher Vermögenszuwachs

Damals, im Jahre 1906, endete die Bergbahn bei der Station Molkenkur. Aber der zweite Streckenabschnitt von der Molkenkur zum Königstuhl war bereits im Bau. Dies erklärt das städtische Interesse am Molkenkurgebiet. Im Bürgerausschuß hatte man wohl die gleichen Gedanken, so daß sich bei der Abstimmung über den Erwerb des Molkenkur-Areals am 2. November

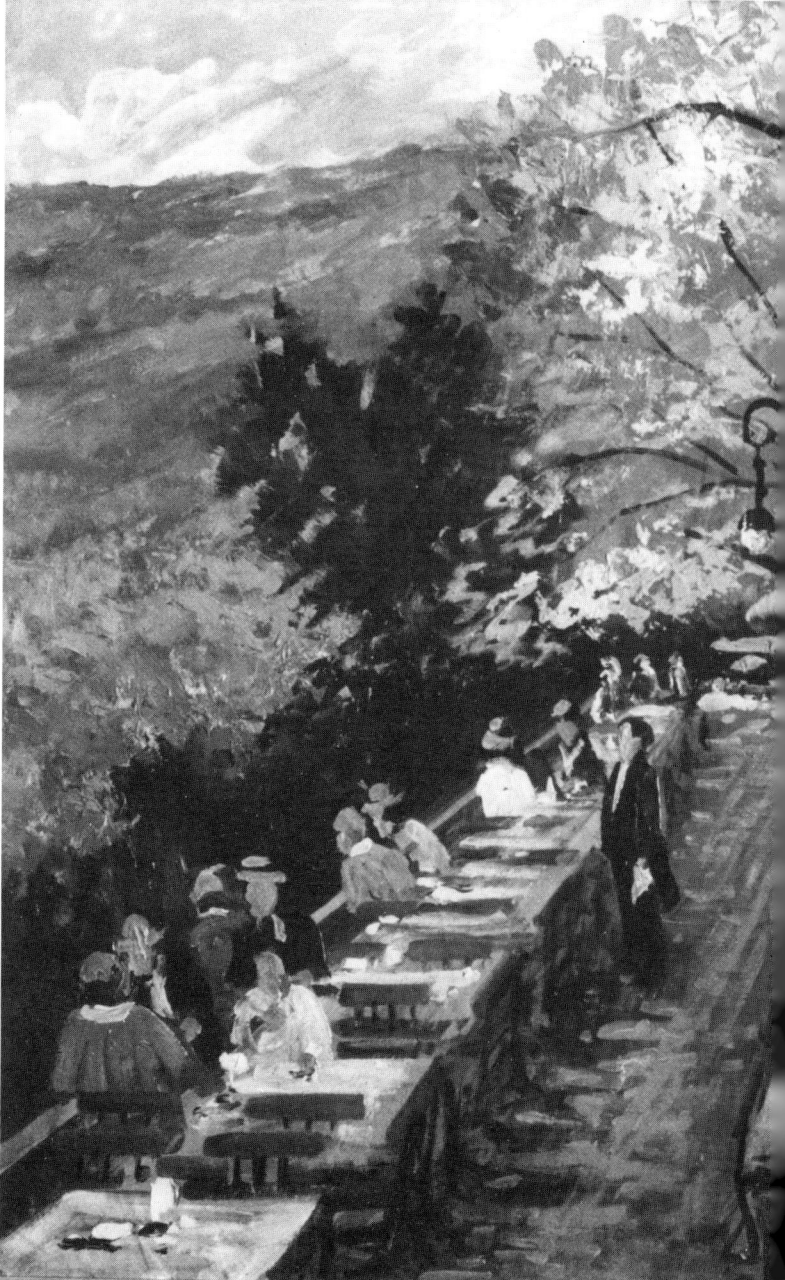

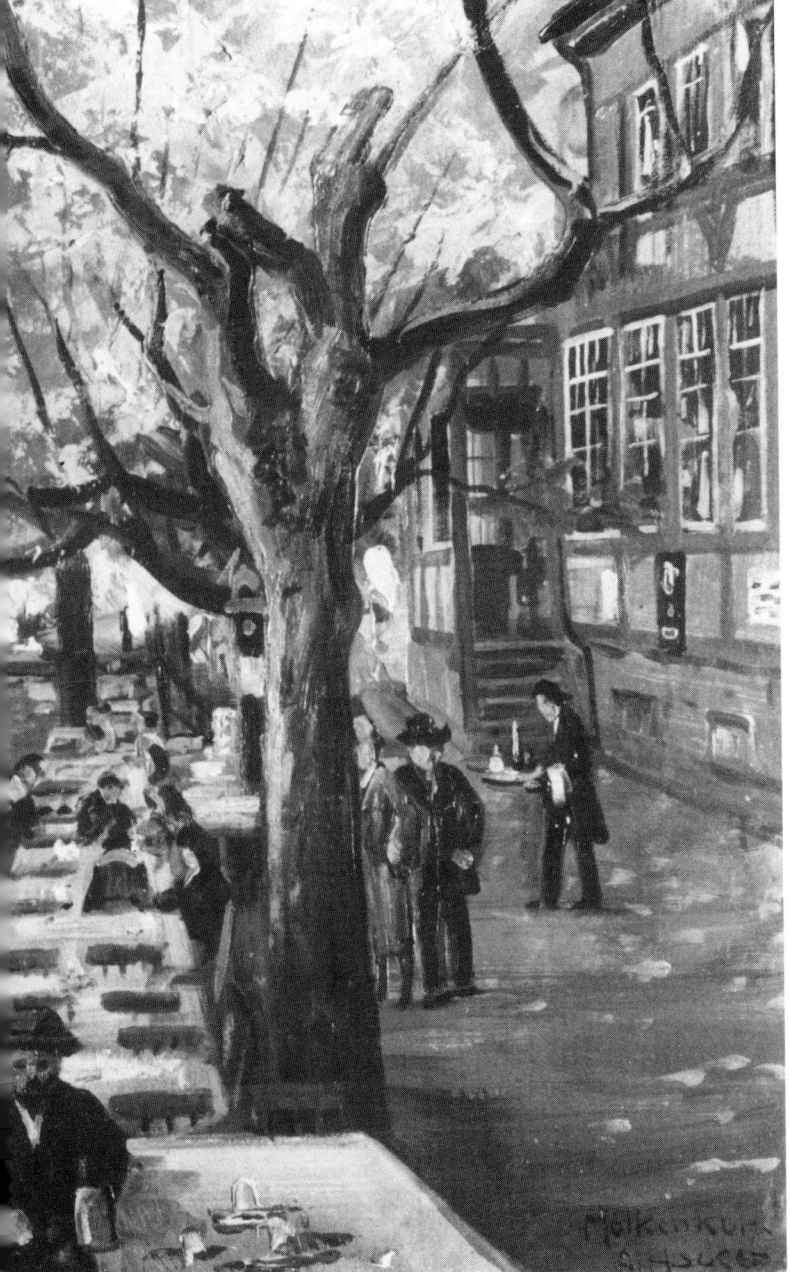

1906 alle 110 Mitglieder des Bürgerausschusses erhoben, um den Stadtrat zum Kauf des Geländes für 221 000 Mark und zur Renovierung der Gebäulichkeiten für weitere 17 000 Mark zu ermächtigen. Der Bürgerausschuß war auch damit einverstanden, daß die Wirtschaft Molkenkur auf sechs Jahre an den Gastwirt Heinrich Damm für 8500 bzw. 9000 Mark jährlich verpachtet wurde.

Die Stadt freute sich des Erwerbs von Liegenschaften im Flächengehalt von 320 Ar und von Gebäuden, die in der Brandkasse mit 45 000 Mark versichert waren. Doch in der Jahreschronik für 1906 kann man lesen, daß die 17 000 Mark für die Instandsetzung der Molkenkur-Wirtschaft bei weitem nicht ausreichten.

Die Ungunst der Witterungsverhältnisse und die immer neu hervortretenden Bedürfnisse des Umbaues verzögerten die Wiedereröffnung der Wirtschaft bis weit in das Frühjahr 1907. Die Erwerbung selbst war bei der wunderbaren Lage des Ortes, der in den letzten Jahrzehnten davor seine Anziehungskraft zum Teil verloren hatte, von größter Bedeutung für Heidelberg.

Nun könnte man das Kapital „Erwerb der Molkenkur" schon abschließen, wäre die Stadt Heidelberg mit dem Kauf des Gebiets nicht auch Eigentümerin von „Altertümern" geworden. Karl Pfaff hatte schon vor dem Kaufabschluß eine Bestandsaufnahme gemacht und dabei vor allem auf folgende zwei Punkte hingewiesen:

1. Architektonische Reste aus der romanischen Bauperiode der Oberen Burg. Sie liegen im Gebüsch unmittelbar südlich des Wirtschaftsgebäudes.

2. Vier bzw. sechs wertvolle Säulen aus der Übergangs-
zeit vom romanischen zum gotischen Stil, von Herrn
Dr. Middelkamp vor zwei Jahren (also 1904) aus
Ladenburg erworben; sie stehen (zwei zerschnitten
unter einer Tischplatte) nördlich der Wirtschaft, unmittelbar am Absturz zum Teufelsloch.

Der Heimatforscher und bald auch offizielle Konservator der Stadt Heidelberg, Prof. Dr. Karl Pfaff, erin-
nerte sich auch noch daran, daß architektonische Reste
der gotischen Periode der Oberen Burg auf einem alten
Billard des Saales der Molkenkur gelegen hätten und
daß im Buffetzimmer eine Pfeilspitzensammlung unter
Glasrahmen zu sehen gewesen sei. Er regte ein baldi-
ges Verbringen dieser Objekte in das von Chelius'sche
Haus bzw. auf das Rathaus an.

In das Inventar der Stadt gingen dann endgültig aus
ehemaligem Molkenkurbesitz über: 119 auf die
Geschichte Heidelbergs bzw. der Universität bezügli-
che Bilder, eine Tabakspfeife mit dem Bildnis von
Robert Blum und 354 Stück Waffen der verschieden-
sten Art. An Wert setzte man an: für die Bilder = 476
Mark, für die Tabakspfeife drei Mark und für die Waffen 458 Mark. Zusammen 937 Mark. Auch der Vollzug
dieser sogenannten „Verbringung" ist fein säuberlich in
den Akten festgehalten. Pfaff meldete:

„. . . daß vergangenen Mittwoch sämtliche Waffen
samt Gestellen sowie alle diejenigen Bilder, die mir für
die städtische Kunst- und Altertümersammlung irgend
von Wert erschienen, aus den Wirtschaftsräumen der

Molkenkur in das östlich der Ratsdienerstube gelegene Parterrezimmer im Rathaus übergeführt worden sind. Den Schlüssel bewahrt Herr Hausmeister Vogt."

Der Konservator regte an, das Hochbauamt möge die architektonischen Reste, also jene vier bzw. sechs Säulen, ins von Chelius'sche Haus bringen. So geschah es. Und bei dieser Gelegenheit klärte sich auch die Herkunft dieser Säulen. Dem Stadtrat teilte Pfaff mit: „Meine Nachforschungen in Ladenburg haben ergeben, daß Dr. Middelkamp die Säulen vor ca. 3 Jahren von Handelsgärtner Rueckelshausen in Ladenburg gekauft hat, das Stück für 25 Mark. Der Erbauer des Rueckelshausenschen Hauses hatte laut bestimmter mündlicher Überlieferung diese Säulen um 1800 beim Abbruch einer Kirche zu Worms ersteigert und zum Schmuck eines Gartenhauses verwendet."

Tatsächlich stammten diese Säulen von der Zwerggalerie der Johanneskirche in Worms. Das war ein achteckiger Zentralbau, der unmittelbar südlich des Domes stand, dort, wo heute sich die Freifläche mit dem Blick auf das Südportal ausdehnt. Diese ehemalige Taufkirche ist im Jahr 1807 auf Abbruch versteigert worden. Bei den traditionellen Beziehungen zwischen Worms und Ladenburg nimmt es nicht wunder, daß Teile der Kirche auch nach Ladenburg gelangten.

Allein der Altertümer wegen, die die Stadt Heidelberg beim Kauf der Molkenkur erlangte, war sie – wie Pfaff als städtischer Konservator akribisch festgestellt hatte – um 937 Mark vermögender geworden. Deshalb schrieb

44

das Grundbuchamt Heidelberg unter dem 25. Januar 1907: „An den verehrlichen Stadtrat! Das Großherzogliche Hauptsteueramt hier wurde unterm Heutigen ersucht, die Verkehrssteuer aus 937 Mark à 2½ Prozent = 23 Mark 40 Pfennig in Abgang zu nehmen."

So ist wohl alles in Ordnung. Und die Molkenkur gehört tatsächlich mit Fug und Recht der Stadt.

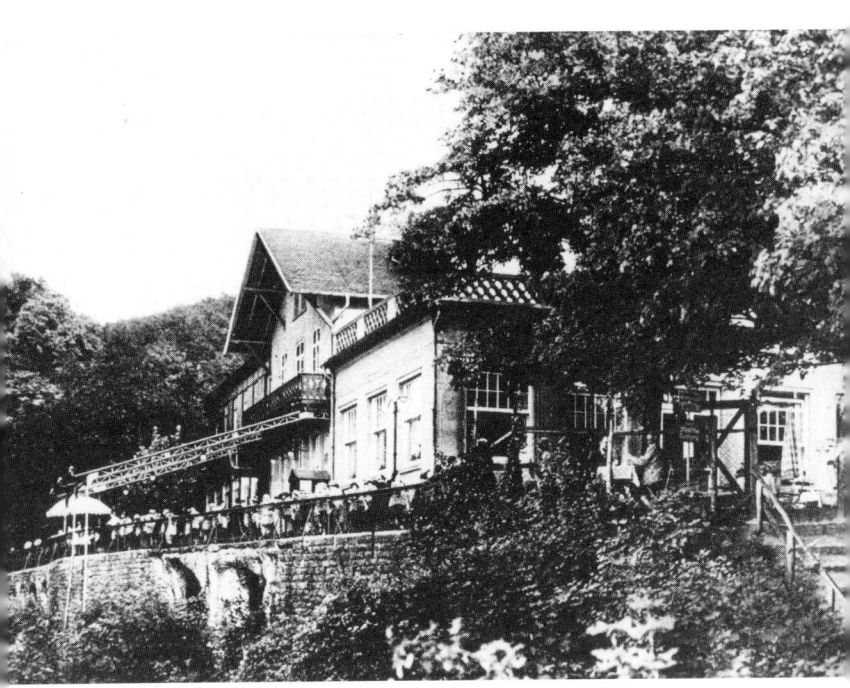

Die Molkenkur heute

Ob der Porzellanmaler Albrecht Wagner, der vor knapp 130 Jahren seine Molkenanstalt eröffnete, heute denselben Erfolg mit seiner Molke hätte, sei dahingestellt: Sicher ist, daß man der aus Ziegen- und Kuhmilch erzeugten Molke, ein wenig appetitlich aussehendes „Genesungsgetränk", mannigfaltige Heilwirkung nachsagte: gegen Blutarmut ebenso wie gegen Kreislaufschwächen, gegen Herz-, Lungen- und Brustleiden; Gefäß-, Nerven-, Stoffwechel- und Hautkrankheiten und sogar Fieber sollen mit Erfolg bekämpft worden sein, wobei vermutlich auch hier die innere Einstellung dazu eine wesentliche Rolle gespielt haben dürfte.

Seit den Zeiten der Molken-Kuren durchlebte die „Wirthschaft", erbaut auf den Mauern einer Stauferburg, eine wahrhaft abwechslungsreiche Geschichte, auf die wir noch eingehen wollen. Die Stadt Heidelberg, die im Jahre 1906 den roten Faden aufnahm, Grund und Boden erwarb und eine Bergbahn dorthin betrieb, hatte an diesem Faden zu beißen, insbesondere in seiner jüngsten Geschichte.

Das Molkenkur-Hotel – wegen des Ausblicks von seiner Terrasse weithin gerühmt – war, als der Pachtvertrag Ende der 70er Jahre auslief und von da jahrelang leerstand, wahrlich kein Objekt mehr, mit dem eine Stadt, die sich eben aufmachte, sich zur Kongreßstadt zu mausern, hätte repräsentieren können. Die Jahre waren nicht spurlos an dem Gemäuer vorübergegangen, das Hotel mehr oder weniger erneuerungsbedürftig. Grundlegende und fraglos teure Renovierung war das einzige, was die Molkenkur retten konnte.

Just da begann für die Stadtväter ein Silberstreif am Horizont sichtbar zu werden: Eine Hotelkette, eine renommierte obendrein, bekundete Interesse an dem Bauwerk, wollte der Stadt Kosten und Mühen abnehmen und ein Nobelhotel errichten, das auf den ersten Blick ein sicher reizvolles Angebot für eine Stadt sein mußte, die finanzielle Probleme in einer sanierungsbedürftigen Altstadt genug hatte. Unter weitgehender Erhaltung der Altbauten sollte ein Hotelkomplex mit 200 Zimmern entstehen, Konferenzräumen, Restaurants, Schwimmbad und Wirtschaftsräumen. Kosten: 38 Millionen Mark, wovon drei Millionen Mark aus dem Stadtsäckel kommen sollten, aus Steuergeldern also, wie die Kritiker des Projekts – und davon gab es viele – anmerkten.

Das Projekt erhitzte über Monate weg die Gemüter. die Hotellerie, die über schlechte Bettenbelegung klagte, attackierte es mit dem Argument, die Stadt greife in die freie Marktwirtschaft ein. Viele Bürger machten ihrem Unmut Luft, weil sie durch den Anbau eine schwerwiegende Störung des Landschaftsbildes befürchteten. Der Bettentrakt von den Ausmaßen eines mittleren Kaufhauses, wenn auch niedriger gehalten, stelle einen wesentlichen Eingriff dar. Und Anwohner der Zufahrtsstraße, die Angst vor einem verstärkten Verkehrsaufkommen hatten, ließen wissen, daß sie notfalls Rechtsmittel ergreifen wollten. Kurzum: Die Fronten hatten sich verhärtet.

Der Traum der Stadtväter war schließlich ausgeträumt, als das zuständige Regierungspräsidium befand, ein solches Bauwerk störe das Landschaftsbild erheblich. Und damit den Schlußstrich zog. Das eigentliche Problem war aber mit dem Beschluß nicht aus der Welt geschafft.

Im Gegenteil: Das Hotel stand zu diesem Zeitpunkt beinahe zwei Jahre leer und verfiel zusehends. Das Wasser kam bereits durch das Dach, die Stukkaturen vergammelten, Vorhänge verfaulten, es bestand eine akute Einsturzgefahr.

Zu diesem Zeitpunkt standen die Stadtväter vor der zweifellos schwierigen Frage: Was tun? Was soll man anfangen mit einer Molkenkur, die vor Jahren noch in voller Blüte stand und einen guten Ruf zu verteidigen hat? Was tun, wenn die Sanierungsarbeiten, die nach der ersten Ortsbesichtigung noch gar nicht in vollem Umfang überblickt werden konnten, in Millionenhöhe liegen sollten? Ein dicker Brocken für die Stadtkasse, ein noch dickerer, wenn nicht unmögliche Sache für jeden Gastronomen.

Wieder einmal sollte der Zufall die Frage beantworten: Ein in Heidelberg seit vielen Jahren ansässiges Institut, das sich auf die Durchführung von Fachtagungen für Manager spezialisiert hat – die Neue Betriebswirtschaft, kurz NB – und bis dahin in einem renommierten Heidelberger Hotel und in der Akademie der Wissenschaften Tagungen veranstaltete, waren eben zu jener Zeit auf

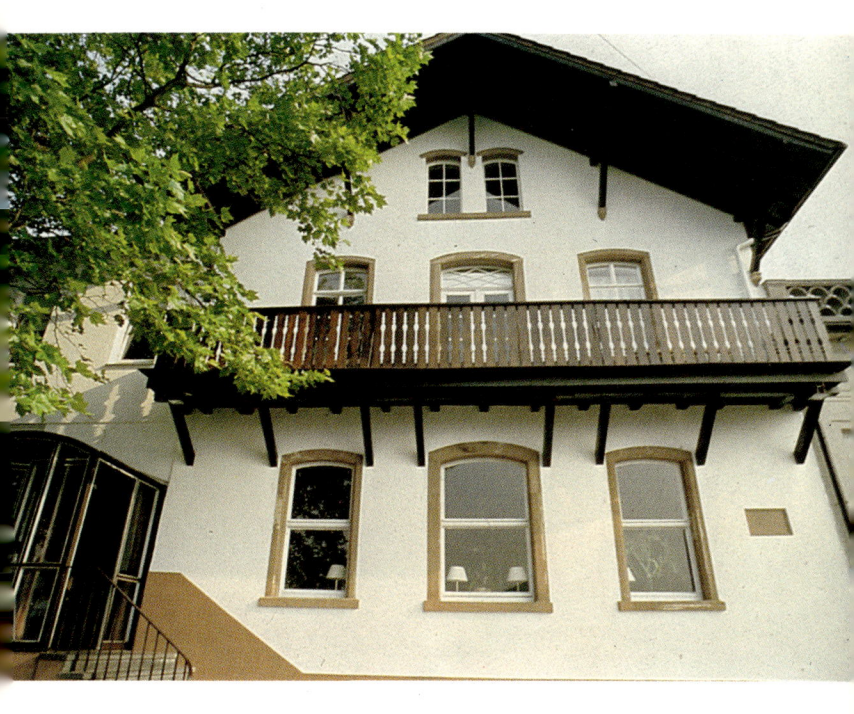

der Suche nach adäquaten und vor allem eigenen Räumen.

Der Zufall wollte es, daß der Wunsch der Neuen Betriebswirtschaft durch die Molkenkur gedeckt werden konnte. Zur Zufriedenheit beider Seiten. Dr. Wolfgang Wagner, bei der Stadtverwaltung zuständig für Stadterneuerung, fand an der Idee Gefallen, die Molkenkur für Schulungs- und Gastronomiezwecke zur Verfügung zu stellen – allerdings mit der Einschränkung, daß aus dem Stadtsäckel keine Mittel fließen sollten und die Neue Betriebswirtschaft alle Kosten der Sanierung, Renovierung und der Einrichtung übernimmt.

Das war kein Zuckerlecken, wie sich alsbald zeigen sollte: Die Sanierung des Altbaus stellte sich als schwierig und finanziell aufwendiger dar, als zunächst angenommen, nicht zuletzt auch durch die strengen Anforderungen des Denkmalschutzamtes, das im übrigen keinerlei Zuschüsse gab.

Die NB mußte tief in die Tasche greifen. Und dem maroden Bau erst einmal ein Stahlgerippe „verpassen", damit das Ganze wieder die nötige Stabilität bekam und der Innenausbau beginnen konnte.

Hätte die Neue Betriebswirtschaft, wie anfangs noch jedermann annahm, die Molkenkur ausschließlich als Tagungsstätte benutzt, mancher Heidelberger und Heidelberg-Besucher hätte mit Recht alten Zeiten nachtrauern müssen.

Was veranlaßt ein Institut wie die Neue Betriebswirtschaft, ein Projekt von Format und Größe der Molkenkur zu übernehmen und es als Tagungsstätte zu führen? Eine Frage, die sich mancher Heidelberger und sicher viele Besucher wohl stellten. Bevor das Institut die Sache in Angriff nahm, Jahre zuvor sogar, hatte sich ein Wandel vollzogen, der sich nachhaltig auf Gaststätten, seien sie auch noch idyllisch gelegen, nachhaltig auswirken sollte.

Der Heidelberger – und nicht nur der – hatte sonn- und feiertags irgendwann nicht mehr das Bedürfnis, mit der Familie hinaus ins Grüne zu wandern und sich zum Mittagessen oder nur zur Kaffeerunde in einem hübschen Cafe oder Restaurant niederzulassen.

Irgendwann setzte man sich ins Auto und fuhr weiter hinaus oder man begnügte sich – weils noch bequemer war – vors heimische Fernsehgerät. Sei's drum, man hatte nichts mehr im Sinn mit Ausflugszielen, die zu Fuß erreichbar waren. Die ersten, die dies spürten, waren nahezu ein halbes Dutzend von großen und traditionsreichen Gastronomiebetrieben rund um die Stadt: Die Gäste blieben aus.

Nun ein Wort zum neuen Besitzer der Molkenkur, der Neuen Betriebswirtschaft. Das Institut, das seit zwanzig Jahren Fachtagungen durchführt, hatte bis dahin keine eigenen Tagungsräume. Um den Teilnehmer der Schulungen jedoch einen vernünftigen Service bieten zu können, war es erforderlich, die Tagungen in guten Hotels zu realisieren. Nachteilig dabei war, daß die erheblichen Kostenbelastungen nur teilweise in den Tagungsgebühren weitergegeben werden konnten. Kurzum: Die Neue Betriebswirtschaft brauchte dringend eigen Räume.

Eine Übergangslösung bot sich an: In der Akademie der Wissenschaften konnte man Räumlichkeiten benutzen und behielt Service und Organisation in eigenen Händen. Doch lange konnte es nicht gutgehen. Durch steigenden Raumbedarf einerseits und organisatorische Schwierigkeiten andererseits, konnte die Akademie der NB nur als Provisorium dienen.

Eine endgültige Lösung sollte die Stadtverwaltung parat haben: Nachdem das Regierungspräsidium Nordbaden sein Plazet für ein Hotel nicht gab – Teile der Molkenkur hätten einem 400-Betten-Hotelkomplex der Penta-Kette weichen sollen – kam die Bitte der Neuen Betriebswirtschaft zur rechten Zeit. Sie nämlich hatte nachgefragt, ob die Stadt ihr bei der Beschaffung von Tagungsräumen unter die Arme greifen könne. Sie konnte.

Das Problem der weiteren Verwendung der Molkenkur wurde glücklich gelöst. Denn keiner vermochte zu hoffen, daß ein Gastronom die Renovierungskosten in Millionenhöhe beschaffen und das Hotel betreiben konnte. Gedient war auch der Heidelberger Hotellerie, die sich durch ein Mammut-Hotel arg in die Ecke gedrängt fühlte, nachdem die Auslastung allenfalls zur Touristensaison passabel sei, wie es seinerzeit hieß.

So erfreulich die Aussicht der Neuen Betriebswirtschaft auf Tagungsräumen in einem derart traditionsschweren und populären Gebäude, so steinig sollte der Weg bis zum endgültigen Einzug werden. Schon die erste Besichtigung des Hauses machte deutlich, daß es nicht damit getan war, die übliche Renovierung vorzunehmen. Mit frischer Farbe und neuen Tapeten war es in der Tat nicht getan.

Denn: Die Bausubstanz war derart in Mitleidenschaft gezogen, daß nur eine umfassende Sanierung helfen konnte. Wie sich später während der ersten Sanierungsarbeiten herausstellte, unterschätzte man den Umfang der Arbeiten dennoch. Experten ließen wissen, daß der Bau kurz vor dem Einsturz stand, und eiligst hinzugezogene Statiker verlangten eine sofortige Abstützung der Decken.

Der Spiegelsaal, dessen Decke durch Wassereinbruch verrottet war, machte ebenfalls umfassende Sanierungsarbeiten nötig. Bevor man ans Werk ging, mußte das Haus abgestützt und die morschen alten Decken und Böden herausgerissen werden. Ein Stahlgerippe gab dem Ganzen erst den notwendigen Halt.

Am 21. Oktober 1981 war es schließlich soweit: Die Neue Betriebswirtschaft zog ein und nahm den Tagungsbetrieb auf, der vom ersten Tag an reibungslos lief, „wenn man davon absieht", wie Dr. Kurt Bruch, Geschäftsführer der Neuen Betriebswirtschaft hinzufügte, „daß wir uns mit Improvisationen über die ersten Tage hinweghelfen mußten."

Die erste Bewährungsprobe – die Feuertaufe sozusagen – bestand man beim Bauherren-Kongress mit über 600 Teilnehmern. Für rund 250 Gäste mußte das Mittagessen auf der Molkenkur serviert und am Abend ein kaltes Buffet im Spiegelsaal angerichtet werden. Mittlerweile gehören solche Veranstaltungen zum täglichen Brot der Molkenkur-Mannschaft. Täglich werden 100 bis 150 Mahlzeiten für die Seminarteilnehmer serviert. Allein im Jahr 1982 wurden etwa 8 000 Tagungsgäste gastronomisch betreut.

Es gehört zu den Auflagen der Stadt Heidelberg, daß die Neue Betriebswirtschaft das Restaurant, den Spiegelsaal und die Schulungsräume auch anderen Interessenten zur Verfügung stellt. Die Ärztekammer machte mit Fortbildungsveranstaltungen für Ärzte den Anfang und lud schließlich sogar fast monatlich in die Molkenkur. Industrieunternehmen führten hier Schulungskurse durch und die Heidelberger kamen zur Molkenkur, um Betriebsfeste, Hochzeiten und andere Anlässe zu feiern.

Ein Leckerbissen besonderer Art hält man außerdem für die Heidelberger bereit: Einmal im Monat geben namhafte Künstler Konzerte im Spiegelsaal, darunter so prominente Interpreten wie Buchbinder, Ponti, Hokanson und Kontarksky. Auch in Zukunft soll die Konzertreihe fortgesetzt werden.

Keine Frage: Ein Projekt wie die Molkenkur verlangt nach Zukunftsplänen. Die Außenanlagen bedürfen noch einer grundsätzlichen Neugestaltung. Die Entwürfe der Architekten liegen vor und schon in den nächsten Jahren will man sich aufmachen, das Areal rund um die Molkenkur in Angriff zunehmen und nach den vorgelegten Plänen verwirklichen.

Viel Prominenz auf der Molkenkur

Der Blick in die Gästebücher der meisten Hotels erweist sich oft genug als langweilig und nicht selten ist der teure Ledereinband das Sehenswerteste. Anders das kleine Gästebuch der Molkenkur, das nur einen kleinen Teil der langen Liste aufsehenerregender Gäste wiedergibt. Über viele schrieb die regionale Presse mehr als in das Büchlein passen würde. Ganze Zeitungsseiten gehören deshalb zum Archiv des Hauses. Denn: Wenn ein Bundespräsident oder der Kanzler oder Monarchen die Molkenkur zu einem kurzen Empfang oder einem ausgiebigen Dinner besuchten, steht so etwas nicht nur im Gästebuch. Aber auch hier.

Mancher ließ sich eine kleine Widmung einfallen, andere gegnügten sich mit der Unterschrift, an der man nicht selten erst mal rätseln muß. Autogrammgewohnt reduzierten Politiker und Prominente aus dem Showbusiness sie auf ein Minimum. Immerhin war ihr Signum zu ihrer Zeit oft gehandeltes Gut oder zumindest einem Großteil bekannt.

So wird wohl jeder in jener Zeit die Unterschrift Konrad Adenauers gekannt haben. Er kam 1961, hochbetagt und bereits 22 Jahre Bundeskanzler, auf Einladung des Deutschen Industrie- und Handelstages zum Mittagessen in die Molkenkur, das der DIHT zu seinem hundertjährigen Bestehen gab. Zuvor hatten sich über 1000 Repräsentanten der Wirtschaft und des Staates in der

Heidelberger Stadthalle zur Festversammlung einge-
funden.

Im Spiegelsaal ließ man sich zu Schwarzwälder Bachfo-
relle, Kalbssteak mit Schwetzinger Spargel und Leime-
ner Wein nieder und genoß, so war jedenfalls der Presse
zu entnehmen, den Ausblick auf die Heidelberger Altstadt.

Was wären die Besuche der prominenten Gäste, rank-
ten sich nicht kleine Histörchen um sie. So als die
Begum Aga Khan in den frühen sechziger Jahren zu
einer Stippvisite nach Heidelberg kam und – natürlich –
die Molkenkur besuchte. Sie hatte die Damen der Ge-
sellschaft zu einem Kaffeeplausch in den Spiegelsaal
geladen und sich selbstredend mit dem Rolls Royce
vorfahren lassen. So weit so gut.

Als sie anderntags plötzlich und nur von Zofe und
Fahrer begleitet auf der Terrasse stand, staunten die
Molkenkur-Leute nicht schlecht. Und brachte sie auch
gleich in ziemliche Verlegenheit: Weil sie von der berühmten süddeutschen Schlachtplatte wußte, hatte sich
die Begum ohne das Wissen der Sicherheitskräfte abge-
setzt und zur Molkenkur fahren lassen.

Doch hier hatte man keine Schlachtplatte auf der Spei-
sekarte und schon gar keine Zutaten im Haus. Eine
Begum aber schickt man nicht ins nächste Lokal. Also
empfahl man erst mal eine Vorspeise, um in der Zwi-
schenzeit in die Stadt zu hetzen und Rippchen, Würst-
chen und Schweinebauch zu besorgen. Sauerkraut war
gerade noch vorhanden.

Und weil die Begum einen mächtigen Appetit auf Weinbergschnecken hatte, bestellte sie sich erstmal ein halbes Dutzend – und gleich nochmal eines. So blieb Zeit genug für die Zubereitung der Schlachtplatte. Der Gourmet wird sagen, Schnecken und Schlachtplatte paßt so wenig zusammen wie Ketchup zu Schildkrötensuppe, aber das kümmerte den Chefkoch damals wenig.

Einen Hang zu deftigem muß auch der Bundeskanzler Ludwig Ehrhard seinerzeit gehabt haben, als er zur Gala auf die Molkenkur kam. Statt sich an feinster deutscher Küche mit drei, vier Gängen zu laben, entschuldigte er sich und ging mit einem Politiker zum „Arbeitsessen" ins Restaurant. Doch statt sich hier Geflügelcremesuppe und Kalbsmedaillons servieren zu lassen, tat er einen schnellen Blick auf die Karte und orderte kurzentschlossen „Kalbskopf vinaigrette", zu 7,50 Mark die Portion.

Ähnliche und ebenso menschliche Geschichten sind auch von manch anderem Großen der Zeitgeschichte bekannt. Und an Prominenz mangelte es nicht. Nahezu alle Bundespräsidenten und -kanzler, viele Minister und Ministerpräsidenten stellten sich im Laufe der Jahre ein, bekannte Namen aus allen Bereichen, von Willy Brandt bis Seppl Herberger, von Lübke bis Tegtmeier.

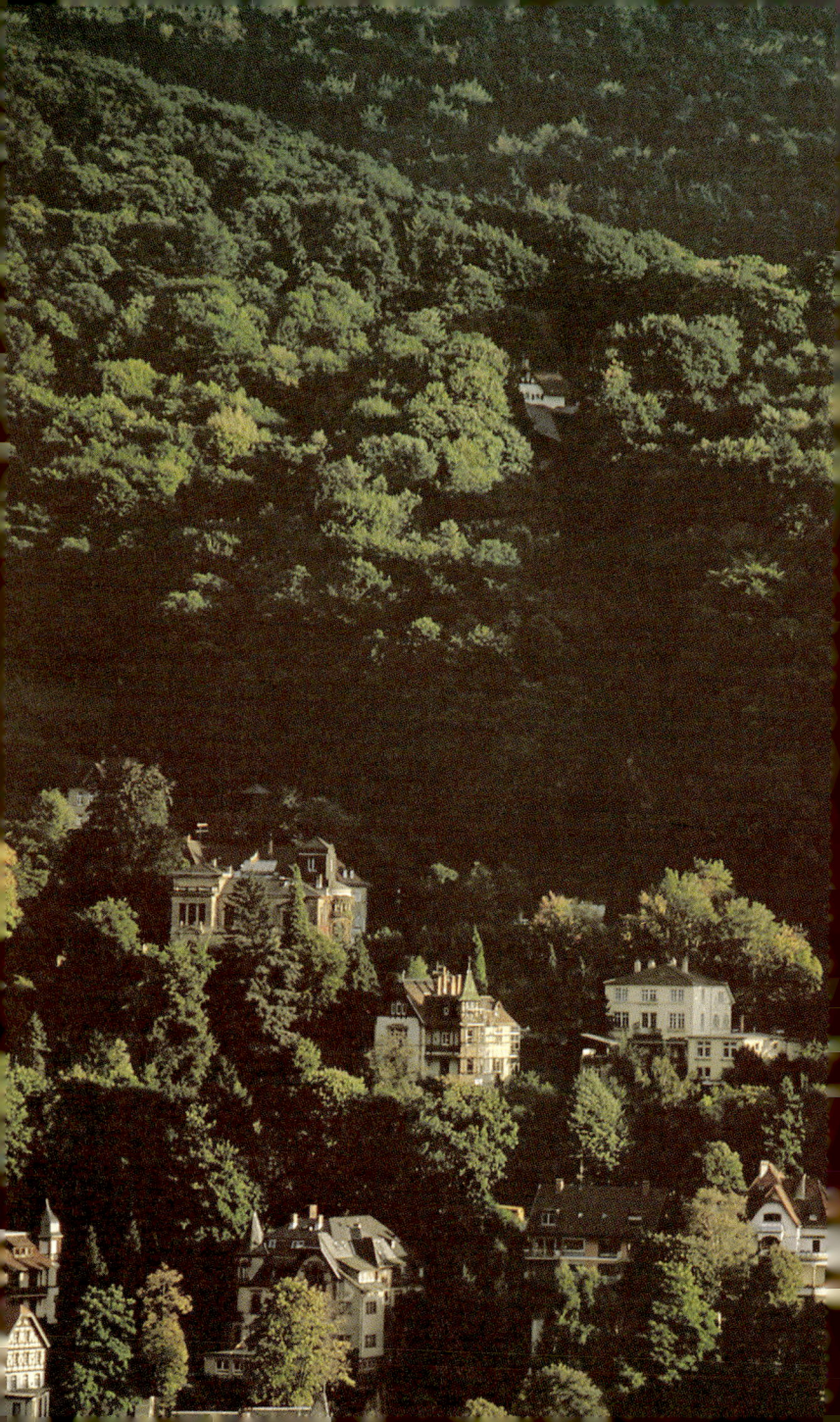

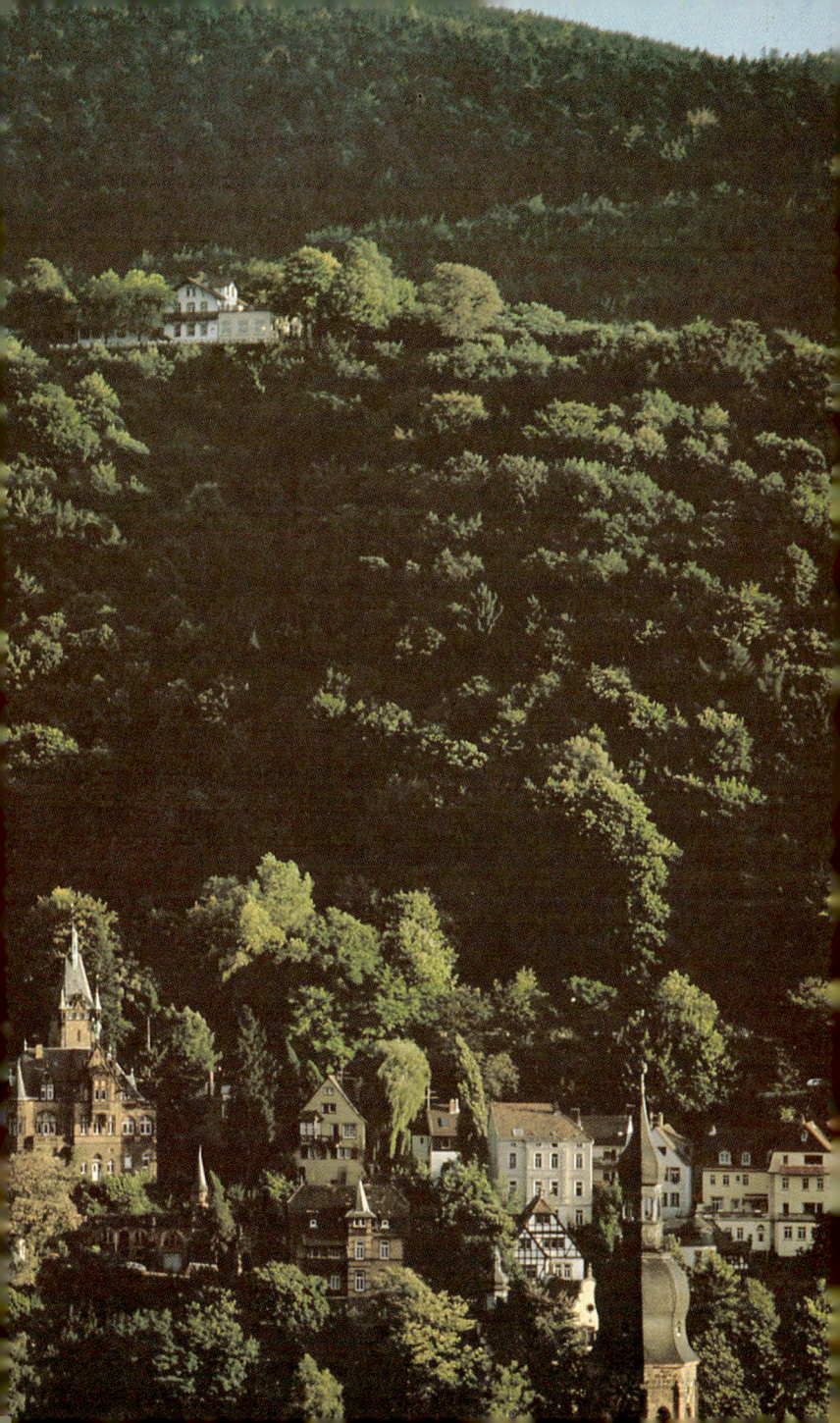

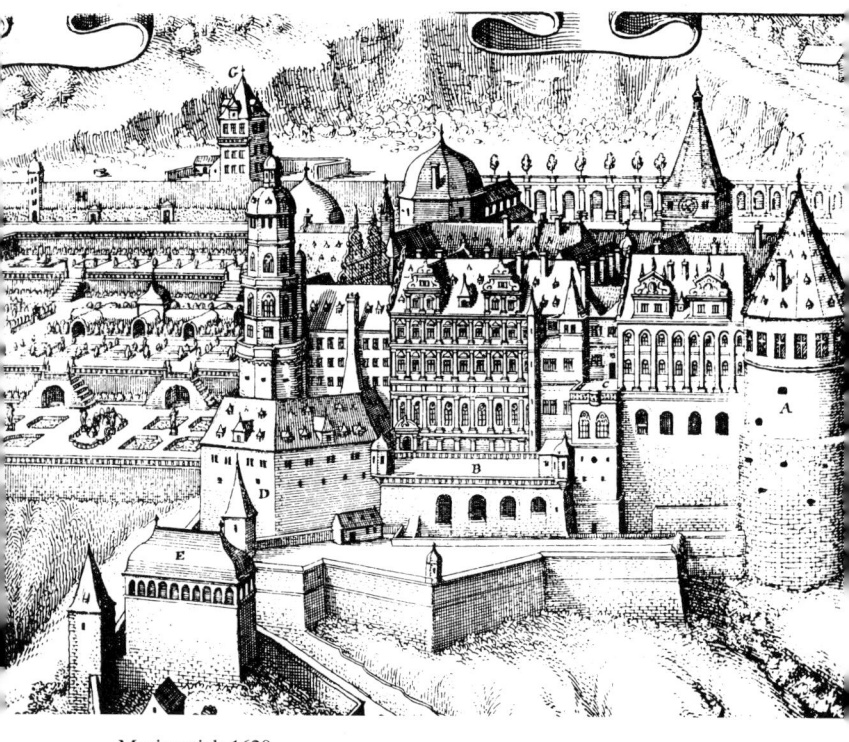

Merianstich 1620

Die Geschichte Heidelbergs in Stichworten

550 000 v. Chr.	„Homo heidelbergensis" – Unterkieferknochen. Ältester europäischer Menschenfund, gefunden 1907 in Mauer bei Heidelberg.
400 v. Chr.	Keltische Ringwälle auf dem Heiligenberg
100 n. Chr.	Römerbrücke und Römerkastell in Heidelberg-Neuenheim. Römischer Signalturm auf dem Heiligenberg.
769	Das Dorf „Bergheim", 1392 Heidelberg angegliedert, wird urkundlich erwähnt.
1155	Friedrich I. Barbarossa beleiht seinen Halbbruder Konrad von Hohenstaufen mit der Würde eines Pfalzgrafen bei Rhein.
1196	„Heidelberch" erstmals urkundlich erwähnt.
1214	Kaiser Friedrich II. von Hohenstaufen belehnt den Wittelsbacher Herzog Ludwig I. von Bayern mit der „Pfalzgrafschaft bey Rhein".
1225	Urkundliche Erwähnung einer Heidelberger Burg.
1303	Eine Urkunde erwähnt zwei Burgen über Heidelberg, die obere auf dem Gaisberg (auf dem Platz der heutigen

Molkenkur), die untere auf dem Jettenbühl.

1329   Kaiser Ludwig der Bayer (IV.) und sein
Neffe Ruprecht I. schließen den „Haus-
vertrag von Pavia". Dadurch Trennung
der Pfalz von Bayern.

1359   Die „goldene Bulle" bestimmt, daß Kur-
würde und Amt des Erztruchsessen un-
teilbares Eigentum der Nachfolger Ruprechts werden.

1386   Gründung der Universität durch Ruprecht I.

1400   Kurfürst Ruprecht III. wird zum deutschen König gewählt (Ruprecht I. von
der Pfalz). Der „Ruprechtsbau" und die
Heiliggeistkirche werden begonnen.

1537   Die obere Burg wird durch Blitzschlag
zerstört.

1556–59   Kurfürst Ott-Heinrich führt die Refor-
mation in der Kurpfalz ein (Lutheraner).

1610–32   Friedrich V. – vermählt mit der englischen Königstochter Elisabeth Stuart –
errichtet den Englischen Bau und den
berühmten Heidelberger Schloßgarten
(Hortus Palatinus). Er wird 1619 als
„Winterkönig" Regent in Böhmen, verliert 1620 die entscheidende „Schlacht
am Weißen Berge" zu Beginn des 30jäh-
rigen Krieges.

1618–48   Im 30jährigen Krieg verliert die Kurpfalz drei Viertel ihrer Bevölkerung!

1622	Tilly belagert und erobert Stadt und Schloß.
1623	Die „Pfälzer Bibliothek" wird nach Rom verschleppt.
1633	Die Schweden nehmen Heidelberg ein.
1634–35	Schloß und Stadt werden von den Kaiserlichen besetzt.
1648–80	Karl-Ludwig baut das Schloß wieder auf, gründet die Universität neu.
Ab 1653	Wiederbesiedelung der Kurpfalz durch Flamen, Wallonen, Hugenotten, Waldenser und Schweizer.
1671	Liselotte von der Pfalz, die Tochter Karl-Ludwigs, wird mit dem Bruder des französischen Königs Ludwig XIV., dem Herzog von Orléans, vermählt.
1685	Die Erbfolge geht von der protestantischen Linie Pfalz-Simmern auf die katholische Linie Pfalz-Neuburg und Sulzbach über.
1688	Der Reichstag lehnt Ludwigs Forderungen ab, dieser erklärt den Krieg. Heidelberg kapituliert vor der anrückenden Armee.
1689	Die Franzosen unter Mélac zerstören das Schloß, die Stadt nur teilweise. Alle Städte und Dörfer in der Rheinebene bis Straßburg werden auf dem Rückzug vernichtet.
1693	Erneute Eroberung durch die Franzosen. Die Festungswerke von Stadt und

Schloß werden gesprengt, die Stadt total niedergebrannt. Soldaten plündern und zerstören die Grabstätten der Kurfürsten in der Heiliggeistkirche.

1720   Karl-Philipp verlegt wegen Religionsstreitigkeiten die kurfürstliche Residenz nach Mannheim.

1742–99   Karl-Theodor läßt die „Alte Brücke", das Karlstor und das Schwetzinger Schloß erbauen und fördert die Universität. Er beginnt mit der Schloßrenovierung.

1764   Ein Blitzschlag während des Wiederaufbaus zerstört weitere Gebäude und führt zur Einstellung der Arbeiten. Die Ruinen verfallen.

1803   Großherzog Karl Friedrich von Baden gründet die Universität neu. Sie heißt nach ihm und ihrem ersten Gründer Ruprecht I. „Ruperto Carola".

um 1800   Der französische Emigrant Karl Graf von Graimberg beginnt mit der Restauration der Schloßruine und dem Aufbau einer kurpfälzischen Sammlung.

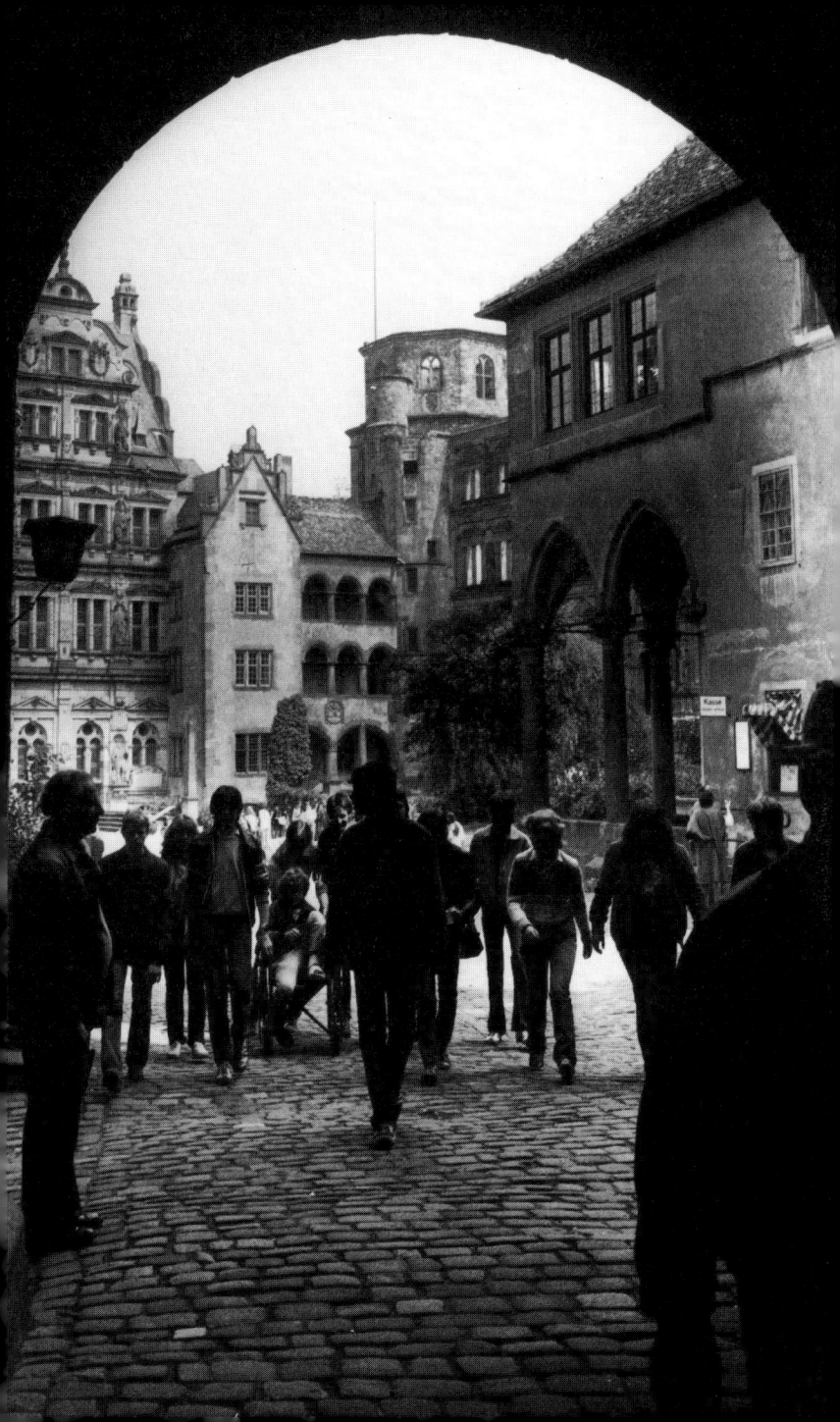

Heidelbergs Schloß

400 Jahre dauerte es, bis das mächtige Bauwerk, das imposant über Heidelbergs Altstadt thront, seine heutige Ausdehnung erreicht hatte. Um 1300 begonnen, aus dem roten Sandstein des Odenwalds erbaut, wurden nach und nach Wohngebäude, Befestigungswerke und Wirtschaftsbauten in allen Stilen von Gotik bis hin zur Hochrenaissance angefügt und vermitteln heute allerhand Wissenswertes über die Baukunst in der Geschichte und die Wohnkultur der Kurfürsten.

Wobei der Ottheinrichsbau der wohl am beeindruckendste ist: Seine Fassade vom Hof her ist weltberühmt und gilt als Beispiel der deutschen Renaissance-Baukunst. Kunst allein schon, daß sich die vielen Elemente aus verschiedenen europäischen Ländern harmonisch vereinen. Breite Gurtgesimse betonen die Waagrechte. Halbsäulen unterteilen jedes Stockwerk in fünf Felder mit zwei Fenstern und einer Figurennische. Die Ähnlichkeit, die das reichgegliederte Portal mit einem Triumphbogen hat, ist kaum zu übersehen.

Otto-Heinrich und Friedrich IV.

Otto-Heinrich, der nur für drei Jahre die Regierung übernahm, nutzte die Zeit: Den Ludwigsbau ließ er etwa bis zur Mitte zum Treppenturm abtragen. Die Grundmauern des Ludwigsbaus blieben unverändert.

Damit aber schuf sich der Kurfürst Platz für diesen großartigen Palast. Er beherbergte neben kleineren Räumen den Audienzsaal und das Wohnzimmer sowie den Kaisersaal.

Blickt man von der Altstadt zum Schloß empor, fällt der Friedrichsbau mit seiner prachtvollen Fassade zuerst ins Auge. Von der Hofseite her bestätigt sich die Pracht: Ritterstandbilder, umrahmt von Säulen, Löwen- und Menschenköpfen. Die Statuen stellen die Vorfahren der Wittelsbacher dar, Karl der Große, Otto von Wittelsbach.

Darunter Kaiser und Könige aus der Wittelsbacher Familie. In den Fensternischen des ersten Obergeschosses dann die bedeutendsten Pfalzgrafen der alten Kurlinie, und die unterste Reihe zeigt zwischen den Fenstern der Schloßkapelle die Fürsten aus der Pfalz-Simmernschen Linie.

Über Friedrich IV. verkündet eine Inschrift: „Friedrich, Pfalzgraf bei Rhein und Kurfürst des Heiligen Römischen Reiches, Herzog von Bayern, veranlaßte den Bau dieses Palastes zur Pflege des Gottesdienstes und als angenehme Wohnstatt." Angenehm hat er sich wohl gemacht, einer Eintragung im Tagebuch Friedrichs ist zu entnehmen: „Gestern voll gewest." Ein Trinklied, das heute jeder in der näheren Umgebung kennt, bezieht sich denn auch darauf.

Der Gläserne Saalbau, im Jahre 1546 fertiggestellt, verbindet die beiden Bauten, den Friedrichs mit dem Otto-Heinrichs. Er ist mit seinen Bogengängen, dem vorspringenden Seitenflügel und dem Treppenturm eine Mischung aus Gotik und Renaissance. Seinen Namen erhielt der Bau nach einem Festsaal im ersten Obergeschoß, der rundherum mit venezianischen Spiegeln ausgekleidet war. 1764 vernichtete ein Großfeuer fast alles in dem Gebäude. Vom Ottheinrichsbau blieb lediglich die Fassade erhalten.

Das Große Faß

Eine gern gestellte Frage: Wieviel Wein paßt in das große Faß? 130 Eichenstämme mußten verarbeitet werden, um dem Faßgiganten einen Innenraum für 221 726 Liter Wein zu geben. Sieben Meter Durchmesser hat es. Ein Teil der Weinleitung, die zum Königssaal führte, ist noch erhalten.

Daß sie nötig war, verrät der Tagesverbrauch der trinkfreudigen Kurfürsten: 2000 Liter flossen jeden Tag durch ihre Kehlen. Kein Wunder, also, daß Friedrich erst 36jährig starb. Von Perkeo, dem rothaarigen Spaßmacher und heutigen Patron der Heidelberger Fastnacht, sagt man, daß er es auf 18 Flaschen Wein täglich brachte und starb, als man ihn überredete, einmal ein Glas Wasser statt Wein zu trinken. Seine Tagesration allerdings ist lächer-

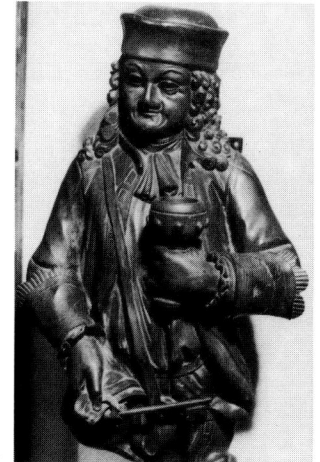

lich gering, wenn man weiß, daß rund 700 000 Liter Wein im Schloß gelagert werden konnten.

Im Erdgeschoß des ehemaligen Frauenzimmerbaus befindet sich der bereits genannte Königssaal, der heute als gern benutzter Festsaal und Theatersaal dient. Neben ihm findet man den Bibliotheksbau mit dem gotischen Erker und – weiter zum Torturm hin – den Ruprechtsbau. Es ist das älteste Gebäude der heutigen Anlage. Bauherr war, wie der Name sagt, Ruprecht III., der auch den Grundstein zur Heiliggeistkirche legte. Sehenswert ist hier die gotische Plastik am Portal des Baus.

Wer ein bißchen mehr Zeit mitbringt, der sollte nicht versäumen, das Apothekenmuseum im Erdgeschoß des Ottheinrichsbaus zu besichtigen. Stilgerecht haben hier viele Einrichtungsgegenstände, Geräte, Gefäße, Arzneimittel und Bücher aus vergangenen Jahrhunderten ihre Bleibe gefunden.

Der königliche Garten

Für Aufsehen soll der „Hortus Palatinus", der Garten der Pfalz, seinerzeit gesorgt haben. Kurfürst Friedrich V. wollte die Umgebung des Schlosses seiner prunkvollen Hofhaltung anpassen und ließ eine große Gartenfläche anlegen. Mit Weihern, Wasserspielen, Statuen, Grotten, unzähligen Blumenbeeten, exotischen Gehölzen, einer Orangerie, Badehäusern und einem Säulengang mit Reliefbildern. Der 30jährige Krieg setzte den

Arbeiten an diesem Prachtgarten alsdann – nach immerhin sechs Jahren Bauzeit allerdings – ein Ende. Und zerstörte ihn sogar teilweise. In der Folgezeit wurde der „königliche Garten" oft genug als Obst- und Gemüsegarten benutzt. Karl Friedrich von Baden ließ ihn später so schaffen, wie ihn schließlich Goethe bei seinen Besuchen in Heidelberg liebte und beschrieb.

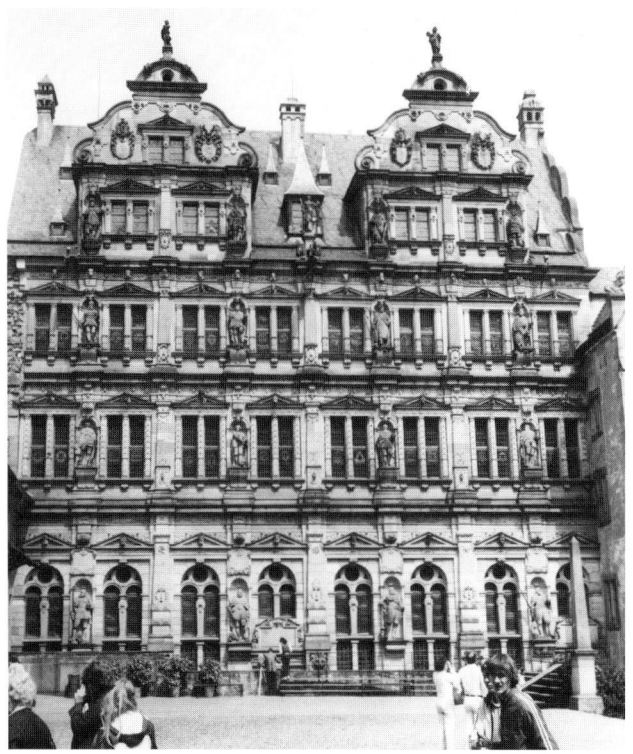

Friedrichsbau

Heidelbergs Altstadt

Wer sich zu einem Altstadt-Bummel aufmachen möchte, dem seien hier nur stichwortartig einige Sehenswürdigkeiten genannt: Am Marktplatz sollte man sich Herkulesbrunnen und Rathaus ansehen und einen Blick in die Heiliggeistkirche werfen. Das Grabmahl König Ruprecht I. und das seiner Gemahlin sind das einzige, was die Zerstörungswut der Soldateska 1693 übrigließ. Dennoch: Die Kirche ist allemal sehenswert. Die Verkaufsbuden rund um Heiliggeist übrigens sind keine Erfindung neueren Datums: Sie wurden schon im 15. Jahrhundert erwähnt.

Von Heiliggeist ist es nicht weit zur Alten Brücke und zum Karlstor. Oder man geht die 1,4 Kilometer lange Fußgängerzone entlang, vorbei an vielen altehrwürdigen Gebäuden. Lohnenswert ist auch ein Spaziergang auf dem Philosophenweg auf der anderen Seite des Neckars.

Wer das Heidelberger Nachtleben sucht, der wird dies vergeblich tun. Spötter sagen gern: Das findet in der Nachbarstadt Mannheim statt. Aber gemütliche Kneipen, Studentenlokale und Weinstuben gibt es zwischen Universitätsplatz, Marktplatz und Alter Brücke reichlich. Und sie zu finden, ist tatsächlich nicht schwer.

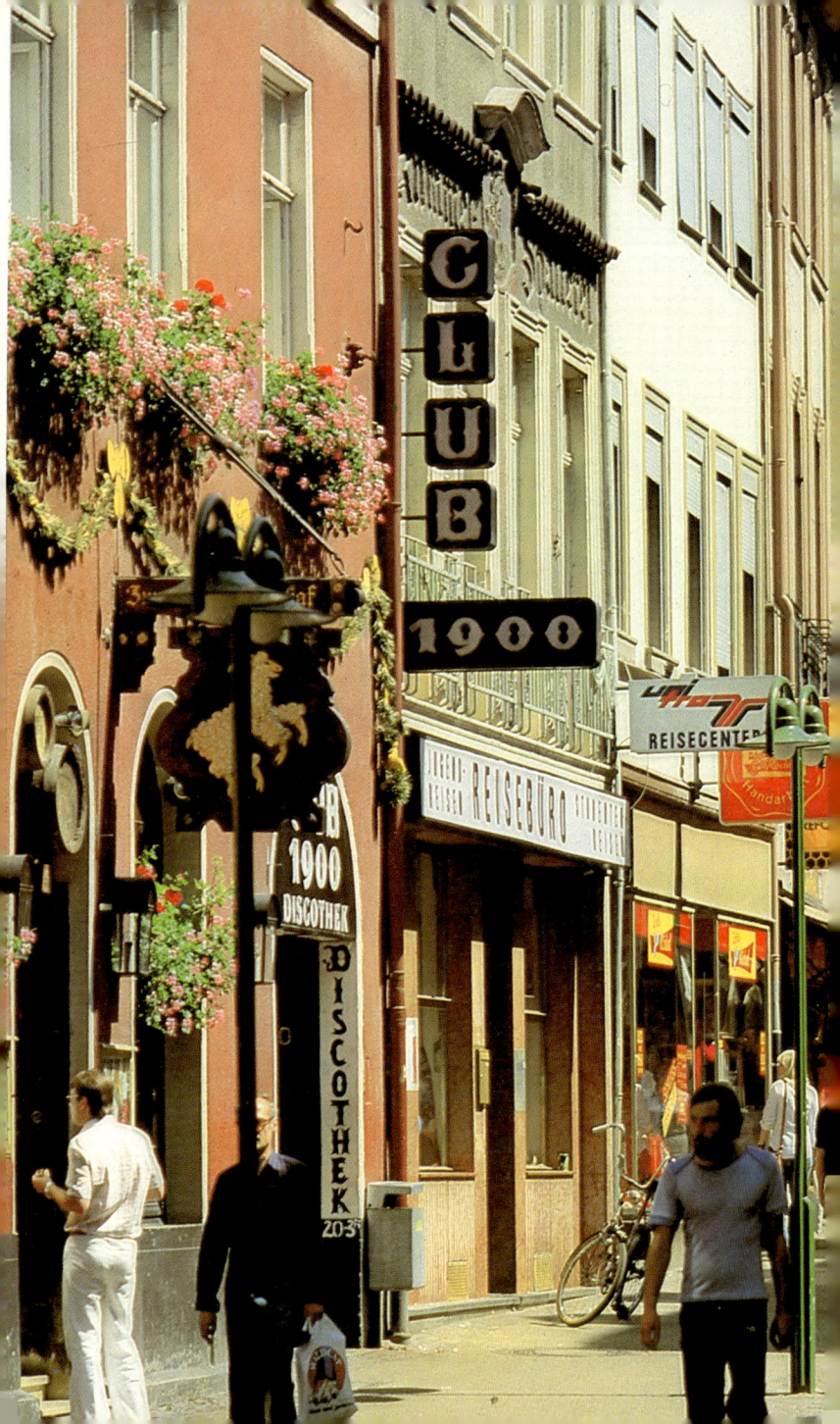

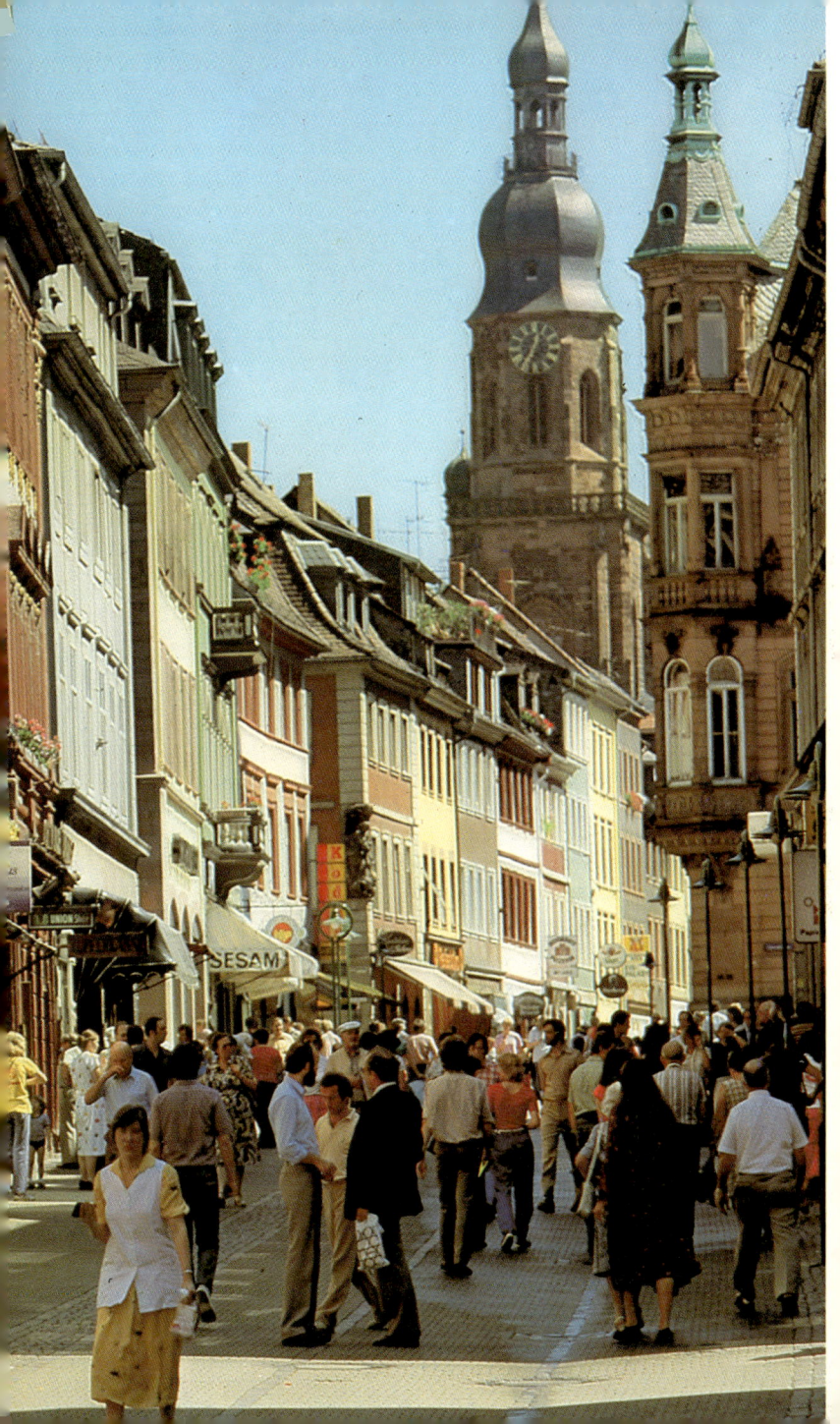

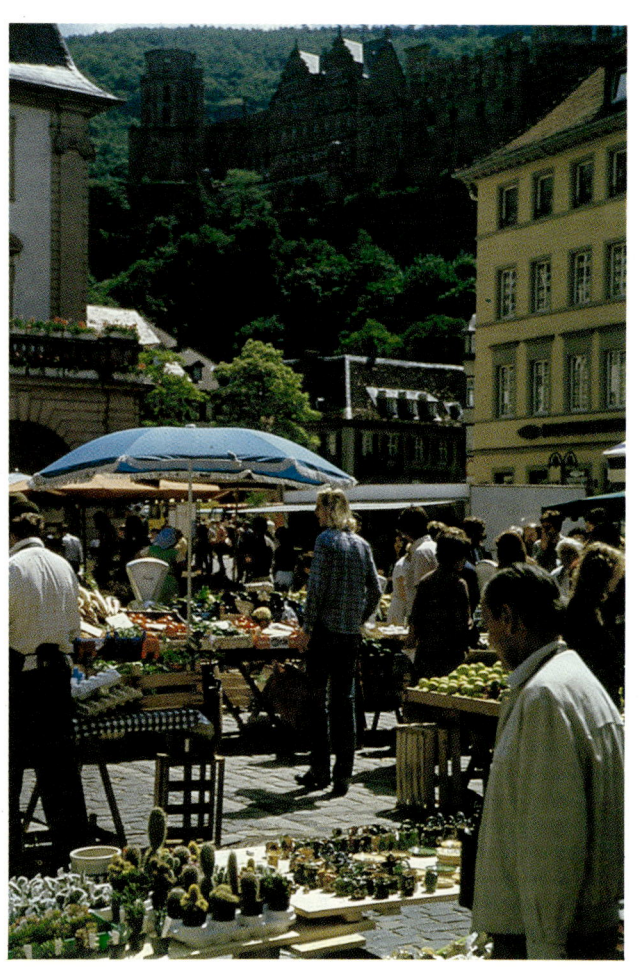

Die Hauptsehenswürdigkeiten Heidelbergs

Heidelberger Schloß: Ab 14. Jahrhundert erbaut, in den Erbfolgekriegen 1689/93 erobert und zerstört. Romantische Ruine mit herrlichen Renaissancefassaden (Ottheinrichsbau, Friedrichsbau) und Parkanlagen.

Großes Faß: Größtes Eichenholz-Weinfaß der Welt (221 726 l), erbaut 1751 unter Karl-Theodor.

Alte Brücke: Romantische Steinbrücke aus dem 18. Jahrhundert mit Brückentor und -türmen aus dem 13. Jahrhundert.

Heiliggeistkirche: Spätgotische Hallenkirche mit Baubeginn um 1400. Grabmal König Ruprechts I. mit Gemahlin.

Haus zum Ritter: Bürgerhaus mit schöner Renaissancefassade.

Kurpfälzisches Museum: Windsheimer Zwölf-Boten-Altar von Tilman Riemenschneider, Abguß des Unterkieferknochens des Homo heidelbergensis (ca. 550 000 Jahre alt), archäologische Sammlung aus Heidelberger Siedlungsraum, Kurpfalz-Sammlung.

Studentenkarzer: Studentengefängnis (1712–1914).

Philosophenweg: Promenade am Hang des Heiligenbergs mit herrlicher Aussicht auf Schloß, Stadt und Alte Brücke.

Schloßbeleuchtung: Bengalische Beleuchtung der Schloßruine und Brillantfeuerwerk, 3- bis 5mal jährlich. Termine bei der Tourist-Information.

✳

Stadtführung: Tourist-Information am Hauptbahnhof.

Stadtrundfahren: Ab Bismarckplatz und Hauptbahnhof 10 und 14 Uhr, Dauer ca. 2 Stunden.

Schloßführungen: Täglich 9–18 Uhr, ca. 1 Stunde, Faßbesichtigung eingeschlossen. Beginn bei Schloßkasse.

Apothekenmuseum: Eingang im Erdgeschoß des Ottheinrichsbaus, April–Nov. 10–17 Uhr, Dez.-.–März Sa. und So. 11 bis 17 Uhr.

Kurpfälzisches Museum: Hauptstraße 97, täglich (außer Montag) 10–13 und 14–17 Uhr.

Studentenkarzer: Augustinergasse 2 (Rückseite Alte Universität), 9–17 Uhr.

Universitätsbibliothek: Ecke Grabengasse/Plöck, Handschriftensammlung, Mo.–Sa. 11–12 Uhr.

Universitätsbibliothek: Bedeutende Handschriftensammlung, vollständigste deutsche Liedersammlung des Minnegesangs.

Heiliggeistkirche: Besichtigung und Turmbesteigung täglich.

Friedrich-Ebert-Gedenkstätte: Pfaffengasse, werktags 10–13 und 14–17 Uhr, sonntags 10–13 Uhr.

Tiefburg: Handschuhsheim, sonntags 10.30 bis 12.30 Uhr.

Völkerkunde-Museum (von-Portheim-Stiftung): Hauptstraße 235, Di.–Sa. 15–17 Uhr, So. 12–13 Uhr.

Sternwarte: Königstuhl, telef. Anmeldung 1 00 36.

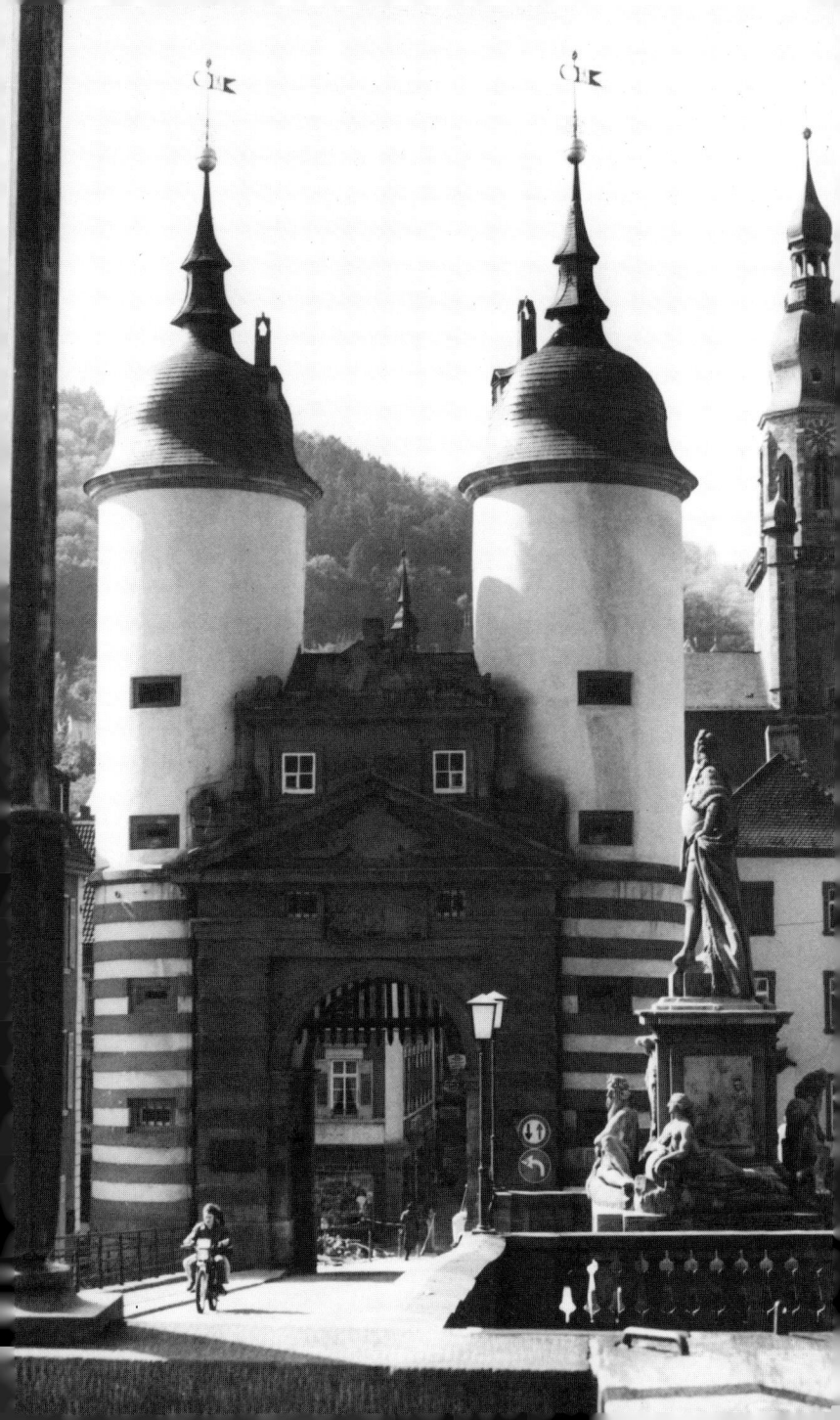

Praktisches

Auskunft: Tourist-Information, D-6900 Heidelberg, am Hauptbahnhof, Postfach 105 860, Tel. (0 62 21) 2 18 81, 2 13 41, geöffnet Mo.–Sa. 9–20 Uhr, So. 14–20 Uhr; Tourist-Information am Neckarmünzplatz, Tel. (0 62 21) 2 96 41; Tourist-Information, D-6900 Heidelberg, Bergbahn-Station Schloß, Tel. (0 62 21) 2 96 41.

Bergbahn: Talstation Kornmarkt, Tel. 2 27 96.

Büchereien: Universitätsbibliothek Mo.–Sa. 11–12 Uhr; Stadtbücherei, Kurfürstenanlage 16, Mo.–Fr. 11–17 Uhr.

Bundesbahn-Auskunft: Tel. 2 71 56 oder 52 53 45.

Fahrradverleih: Hauptbahnhof, nur Sommermonate.

Fremdenführungen: Tourist-Information (0 62 21) 2 96 41.

Fundbüro: Vangerowstraße 2, Tel. 5 87 15.

Geldwechsel: Sonn- und feiertags im Hauptbahnhof, 9–13 Uhr; Tourist-Information am Schloß, 9–18 Uhr; Tourist-Information am Neckarmünzplatz, 9–18 Uhr.

Golf: Golfclub Heidelberg, Lobenfeld, Tel. (0 62 26) 12 96.

Hauptpost: Belfortstraße 2 und Sofienstr. 6, Tel. 5 51.

Minicar: 4 44 44 oder 4 99 95.

Polizei: Rohrbacher Straße 11, Tel. 52 01.

Schiffahrten ins Neckartal: Ab Stadthalle, Sommermonate 9.30, 11, 14 und 14.30 Uhr. Tel. 2 01 81.

Schwimmbäder: Städt. Schwimmbad am Tiergarten; Thermalbad, Vangerowstraße.

Stadtrundfahrten: Ab Bismarckplatz und Hauptbahnhof, 10 und 14 Uhr.

Taxi: Tel. 3 76 76.

Telefon-Auskunft: 01 18 (Inland), 0 01 18 (Ausland).

Tennis: Kirchheimer Weg, Tel. 47 10 06.

Theater: Städt. Bühne, Theaterstraße 4, Tel. 2 05 19; Zimmertheater, Hauptstraße 112, Tel. 2 10 69.

Zimmervermittlung: Tourist-Information.

Zoo: Tiergartenstraße, 9–19 Uhr, im Winter 9–17 Uhr, Tel. 4 00 41.

Im Notfall

Polizei-Notruf: Tel. 1 10.

Feuer: Tel. 1 12.

Ärztl. Notfalldienst: Tel. 2 71 71 oder 0 11 50.